はじめ

自覚症状のない「沈黙の臓器」といわれる肝臓。脂肪がたまり、フォアグラ状態になる脂肪肝。日本人の３人に１人が脂肪肝の時代です。ところが、危機感を抱いている人は少ないのが現状です。放置すると、肝硬変や肝臓がんへと進行します。また、糖尿病や心筋梗塞《こうそく》、脳卒中、歯周病などの生活習慣病のリスクも高まります。なかでも糖尿病と脂肪肝の関係は深く、糖尿病の多くが脂肪肝をベースに発症すると考えられています。

私は肝臓専門医ですが、思いのほか脂肪肝の治療は難しいと感じていました。ところが、**好きなものを食べてもいい、お酒も飲んでもいい。**それらをがまんしないでも肝臓の脂肪を落とすことが可能なことに気がつきました。

本書では、肝臓の元気を取り戻すための１００のワザを紹介しています。一つひとつはちょっとした食べ方や飲み方のコツ、きつくない運動などです。もちろん、毎日すべてを実行できるはずはありませんが、できそうなものから始めてみてください。肝臓の脂肪を落とすだけではなく、健康的にやせることもできます。

序章の「肝臓から脂肪を落とす５大原則」をしっかり読んでいただき、できそうなワザから始めて少しずつ増やし、生活の中に取り入れていきましょう。

栗原　毅

肝臓専門医が教える！
好きなものを食べて・飲んで 肝臓から「脂肪を落とす」スゴ技100 もくじ

序章 肝臓から脂肪を落とす5大原則

第1章 肝臓を元気にする食べものワザ 1～36

第2章

肝臓の健康を保つ飲みものワザ 37～59

第3章 肝臓を大切にする甘いもののワザ60～70

第4章 肝臓を整える ゆるトレ&習慣ワザ 71〜100

終章 いつでも肝臓の健康を守るために

＊紹介している糖質量は、商品によって多少の差がありますので、参考としてください。
血糖降下剤などの服薬治療を行なっている方は、運動により血糖値が急に低下することがありますので、運動を始める際は、必ず前もって主治医に相談してください。

装幀　村田 隆（bluestone）
本文デザイン・組版　朝田春未
装画・本文イラスト　よしのぶ もとこ
編集協力　森末祐二

序　章

肝臓から
脂肪を落とす
5大原則

飲酒しない人も肥満でない人も要注意

女性も男性も、中年期以降は肝臓を含めて内臓に脂肪がつきやすくなります。

女性の内臓脂肪の増え方が加速するのは、基本的に閉経後のことです。それまでは、妊娠・出産のために必要な骨盤内の臓器を守らなければならないため、女性ホルモンの働きで、腰の周囲に皮下脂肪がたまるようになっていました。その女性ホルモンが閉経後は少なくなり、腰回りではなく、だんだん内臓に脂肪がつきやすくなっていくのです。その他、ダイエットのしすぎで筋肉が落ち、基礎代謝量が落ちることも内臓脂肪の原因になります。

男性の場合、中年になると、若い頃にあった筋肉がだんだん少なくなっていきます。そのせいでやはり基礎代謝量が落ち、それまでエネルギーに変換されていた脂肪が余ってしまい、お腹《なか》まわりや内臓などに蓄積しやすくなるのです。

内臓脂肪の中でも、特に**肝臓に脂肪がたまることによって、さまざまな病気のリスクが高まってしまいます。**脂肪がたまった肝臓を「脂肪肝」といいます。脂肪肝は血管に異常をもたらし、血液がドロドロになり、それが放置されることによって、糖尿病や心筋梗塞《こうそく》、脳血管障害など、いろいろな生活習慣病を引き起こすことになるのです。内臓脂肪がたまることによって、脳の血管が詰まってしまい、脳血管性認知症につながることもあります。

脂肪肝のやっかいなところは、かなり悪くなるまで自覚症状が出ないため、異常に気づきにくいことです。そのため、気づいたときにはかなり症状が進んでいる場合が多いので注意が必要なのです。

脂肪肝はさまざまな病気の原因になりますが、見方を変えれば、**肝臓が健康を取り戻すことができれば、さまざまな病気の原因が取り除かれる**ということもいえます。もちろん今現在の肝臓の状態にもよりますが、日々の取り組み方次第で改善していける可能性は大いにあるのです。また、誤解されがちですが、脂肪肝はお酒を飲む人や肥満の人だけがなるわけではありません。痩せ型の人でも、お酒を飲まない人でも、若い人でも脂肪肝になる可能性は十分にあることを知ってほしいと思います。

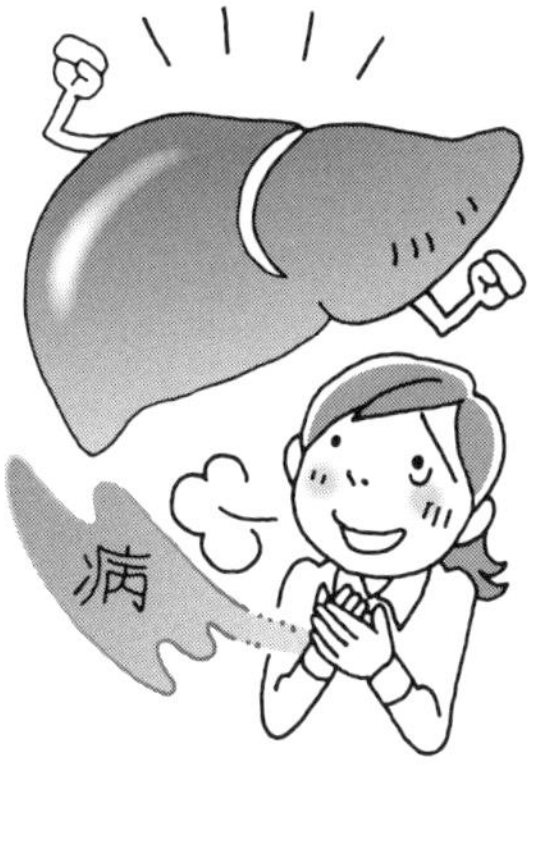

大原則1

毎日フル活動の肝臓に過剰な負担やストレスをかけないように

肝臓は、体の中で最も大きな臓器です。成人の肝臓の重さは1・0〜1・5kgほどあり、人間にとって非常に大事な臓器であることから、肋骨《ろっこつ》に囲まれて守られています。

肝臓にはおよそ3000億個の肝細胞が詰まっており、無数の毛細血管が張り巡らされています。そこでは2000種類以上の化学物質がつくられ、500以上の複雑な化学変化が起きています。

肝臓には1分間に1・0〜1・8L、一日に約2200Lもの血液が流れ込んでいます。なんとドラム缶11本分です。肝臓が赤黒い色をしているのは、どんどん流れ込んでさまざまな処理がなされ、どんどん流れ出ている血液の色だからです。これだけでも、いかに肝臓が「たいへんな仕事量」を担っているかがわかると思います。これほど仕事量が多いからこそ、**肝臓が疲弊したときの体全体への影響も大きい**わけです。

肝臓は巨大な化学工場とも呼ばれています。主な仕事は、「代謝」と「解毒」と「胆汁の生成」です。

代謝とは、食べものなどを体内で分解したり、ほかのものへ合成したりする働きのことです。たとえば、食べものに含まれている糖質はブドウ糖という最小単位に分解されたのち、肝臓に運び込まれます。そして、体のエネルギーを必要としている部分にブドウ糖を供給したり、余ったものをグリコーゲンに変えて貯蔵したりしています。ちなみに肝臓に貯蔵できるグリコーゲンの量には限度があり、それ以上は中性脂肪に変えて貯蔵されています。

解毒とは、体に吸収された有害物質を分解し、毒がない状態にして体の外に排出することです。たとえば、お酒を飲んでアルコールが体内に入ると、肝臓が分解処理をして、尿として排出しているわけです。

胆汁という消化液も生成しています。胆汁は、脂肪を分解したり、脂溶性ビタミンの吸収に関わったりしています。胆嚢《たんのう》は、肝臓でつくられた胆汁をたくわえる場所です。

肝臓は毎日フル稼働していますが、何らかの過剰な負担やストレスの影響で細胞の一部が壊れることがあります。ただし、３０００億個も細胞があるので、壊れていない細胞が助けてくれます。**肝細胞は壊れっぱなしではなく、再生する能力もあります。**人の活動を維持するために、肝臓がどれだけ頑張ってくれているか、おわかりいただけたでしょうか。

大原則2
脂質よりも糖質摂取量のコントロールを

「内臓脂肪」「脂肪肝」などと呼ぶくらいですから、とにかく脂肪（脂質）の摂取を減らさないといけないようなイメージがあります。そのため「揚げもの」を悪者にしたり、「とにかく脂っこいものさえ食べなければよい」などと思い込んだりしがちです。

しかし、話はそう簡単ではありません。内臓脂肪の原料は「脂質」と「糖質」であり、どちらかといえば「脂質よりも糖質のほうが脂肪になりやすい」からです。第1章で説明しますが、糖質を摂りすぎると血糖値が上がり、インスリンが分泌されて糖を脂肪に変え、これを貯蔵しようとします。このとき処理すべき糖質の量が多すぎて、つくられすぎた脂肪がいろいろなところにたまり、内臓脂肪、脂肪肝の原因となるわけです。

だったら糖質を摂らなければいいようにも思われますが、やはり事はそう簡単には運びません。糖質を分解してできるブドウ糖は、私たちの体の「エネルギー源」であり、必ず摂取しなければいけない大事な栄養素でもあります。ましてや脳にとってブドウ糖は唯一のエネルギー源ですから、脳を正常に働かせるためにも糖質が必要なのです。

つまり、私たちが**肝臓の健康維持のために取り組むべきなのは、ちょうどいい量の糖質を摂取できるように、日々の食生活等をうまくコントロールする**ということです。

もちろん人間の体の構造は非常に複雑であり、問題を単純化しすぎるのはよくないかもしれません。しかし、ある程度単純化した方法でないと、日々の生活に取り入れるのが難しくなってしまいます。ましてや糖質は、私たちがほぼ毎食食べているご飯やパン、パスタ、麺類などの炭水化物にたっぷり含まれており、どれもたいへん美味しいので、油断するとあっという間に食べすぎてしまうでしょう。そこを少しでも上手に調節できるように、本書ではいろいろな方法を提案しています。

おそらく人類史上、私たちは最も栄養豊富な時代に生きています。飢餓が当たり前だった時代にはあり得ないほど栄養があふれているために、新たな問題が出現し、その対応を迫られているという見方もできます。第1章から第4章まで、たくさんのアイデアを詰め込んでいますので、一つでも多く生活の中に組み込んでいただき、苦痛や苦労をあまり感じないで、「きっとうまくできる」という前向きな気持ちをもって、**肝臓の脂肪の量を適切な状態に**近づけていきましょう。

大原則3

ほどよく食べ、ほどよく動き、ほどよく眠る

歳《とし》を重ねるごとに、運動をしなくなる人が増えています。ここ数年は、コロナ禍にあって、多くの人が外出を控えて生活するようになったことで、深刻な運動不足が蔓延してしまいました。栄養たっぷりの食事を摂りつづけながら、運動をしなくなったこと、特に「歩かなくなった」ことが原因で、たくさんの人が体を壊してしまったのではないでしょうか。
改めて「体を動かすことがいかに大切であるか」を思い知らされた気がします。

そもそも交通網が非常に発達し、やはり人類史上最も歩く必要がなくなった現代において、さらに出歩くことが制限され、体調のコントロールがうまくいかなくなってしまったのです。それだけでなく、インターネットでの買い物や食事のデリバリーサービスなどにより、とても便利になった分、歩く機会が減ったのではないでしょうか。

しかし、高齢になるにつれ、筋肉の量が減らないように、できれば増やせるように取り組まなければなりません。**筋肉が少なくなれば、燃やせる脂肪の量も減ってしまい、いっそう肝臓に脂肪をため込む**ことになりかねないからです。

運動をして筋肉を増やし、脂肪を燃焼していくための方法を、第4章でいろいろと紹介していますので、食生活の見直しとともに、できるだけ実行していただきたいと願っています。といっても、ハードな運動はかえって活性酸素の増加を招くので、簡単にできてほどよい運動という意味で、本書では「ゆるトレ」と呼んでいます。

もう一つ、体のために眠ったほうがいい時間帯に、質の高い睡眠を取ることも重要です。「寝不足は太る」というのはもはや常識であり、「太れば肝臓にも脂肪がつく」のは必然です。乱暴ないい方ですが、ほどよく食べ、ほどよく動き、ほどよく眠り、さらに精神的なストレスをためないようにできれば、かなり高い確率で健康を維持できるでしょう。

医学の父といわれる古代ギリシャのヒポクラテスは、「病気は食事療法と運動で治療できる」「歩くことは最良の薬である」といった意味の言葉を残しています。繰り返しますが、「ほどよく食べて、ほどよく動くことが大切」だということです。現代社会においても、この基本を改めて思い出す必要性を感じます。本書全体にも、こうした考え方が通底しているといってもいいでしょう。

食べ方を少しずつ見直し、ちょっとした運動を心がけ、ちゃんと眠ることが、肝臓の健康を保つ最大の秘訣《ひけつ》です。

大原則4 お酒はいいけれど飲み方次第

「お酒を飲むと太る」と思っている方も少なくないのではないでしょうか。確かに恰幅《かっぷく》のいい方が、お酒をよく飲んでいるようなイメージもあります。

しかし実際には、お酒そのものが体を太らせているというよりも、糖質の多いおつまみを、お酒と一緒にたくさん食べてしまうことが原因だと考えられます。なにしろお酒を飲むと食欲が増進されます。牛を育てる際、食欲を増すためにビールを飲ませることがあるそうですが、人間もやはり、お酒を飲むとついついおつまみに手がのびてしまうのです。

さらに、**お酒を飲みながらおつまみを食べすぎると、**体の中で糖質の分解が追いつかなくなり、やがて**肝臓が疲れてしまいます。**その影響で脂肪が蓄積しやすくなり、結果として太ってしまうということがいえます。もう一ついえば、おつまみを頬張って、それをお酒でどんどん胃に流し込むようなことをすると、結果的に太ってしまうのは当然だといえます。そんなことをしたら**肝臓にも脂肪がたまります。**もちろんお酒を浴びるように飲み続ければ、いずれは肝臓を壊して大病に至ることもあるでしょう。

しかし、飲みすぎずに適量を守ってさえいれば、そしておつまみを食べすぎないようにすれば、よほど体質に合わない場合を除き、体を壊すことはあまりないと思います。

要は「お酒とのつきあい方」の問題です。飲み方次第では太ったり体を壊したりする可能性もありますが、**上手につきあえば、適度なストレス解消にもなり、決して体に悪いわけでもありません。**

そのような前提に立ち、本書の第2章では、お酒の飲み方や選び方などを中心に、いろいろな提案をしています。お酒が好きで自分の肝臓の状態が気になっている方は、ぜひ参考にしていただきたいと思います。

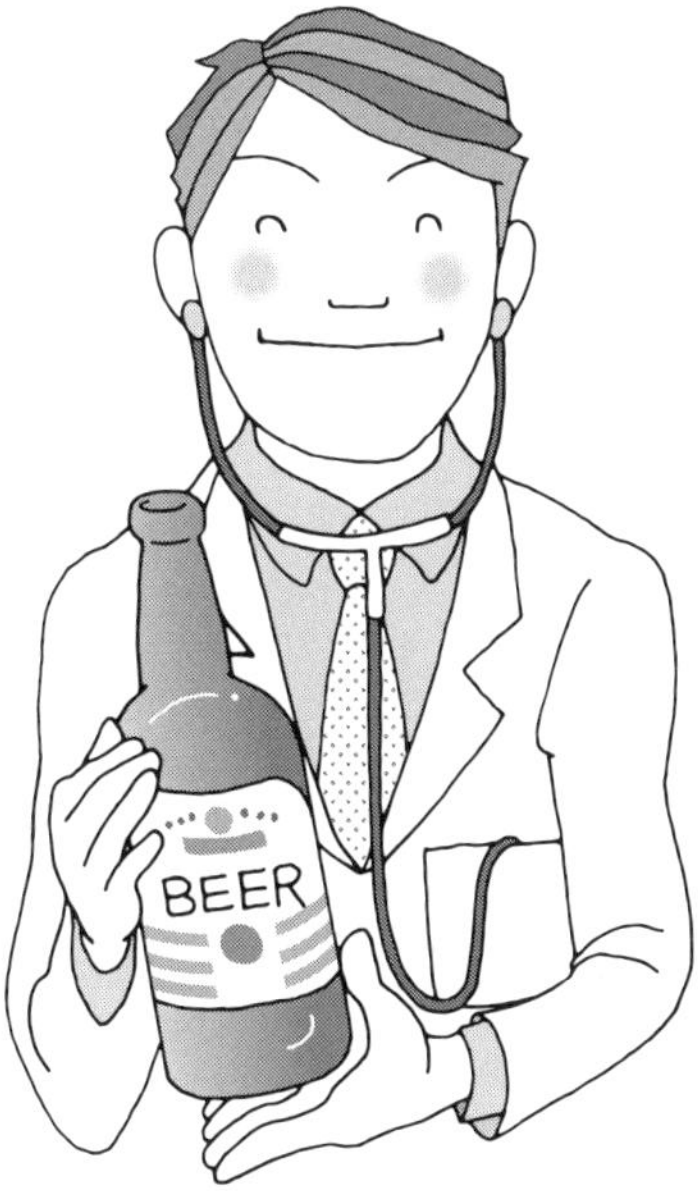

大原則5
「口」と「内臓」はつながっている

歯周病は、歯周病菌の感染による感染症です。以前から、糖尿病の合併症の一つといわれてきました。糖尿病の人は、歯周病になりやすいのです。糖尿病にかかっていると、免疫機能が低下し、細菌に対する抵抗力が落ち、感染しやすくなるので、歯周病にかかりやすく、重症化しやすいことは明らかになっています。

その後、「歯周病の状態が悪いと血糖値のコントロールに影響を与える」という逆の関係も明らかになりました。歯周病は、歯周病菌により慢性的な歯肉の炎症を起こし、サイトカインという物質をつくります。サイトカインは、血糖値を下げるために分泌されるインスリンの働きを阻害するので、その効果があらわれにくくなります。その結果、血糖値のコントロールが難しくなるのです。

糖尿病の患者さんの歯周病を治療することで血糖値のコントロールが改善し、血液中のヘモグロビンＡ１ｃ濃度が低下するという報告もあります。

歯周病と糖尿病は相互に影響しあい、負のスパイラスに陥ることは明らかです。

もう一つ、**糖尿病と肝臓にも深い関連性**があります。糖尿病患者は肝がんになりやすいことがすでにわかっており、また、脂肪肝があると2型糖尿病（おもに生活習慣によって発生する糖尿病）のリスクが高まることもわかっています。つまり肝臓を守るうえで、歯周病との関係を考えないわけにはいかないということです。

一見無関係のようにも思えますが「口」と「内臓」はつながっており、互いに影響しあっていることがわかります。このような前提に立ち、本書では「口腔ケア」についても大切なポイントを紹介しています（132～136ページ）。歯を磨けば肝臓が治るとまではいいませんが、歯を大事にしなければ、内臓にさまざまな悪影響が出るのは間違いありません。このことをしっかり認識しているかどうかも肝臓の健康に影響することを知っていただきたいと思います。

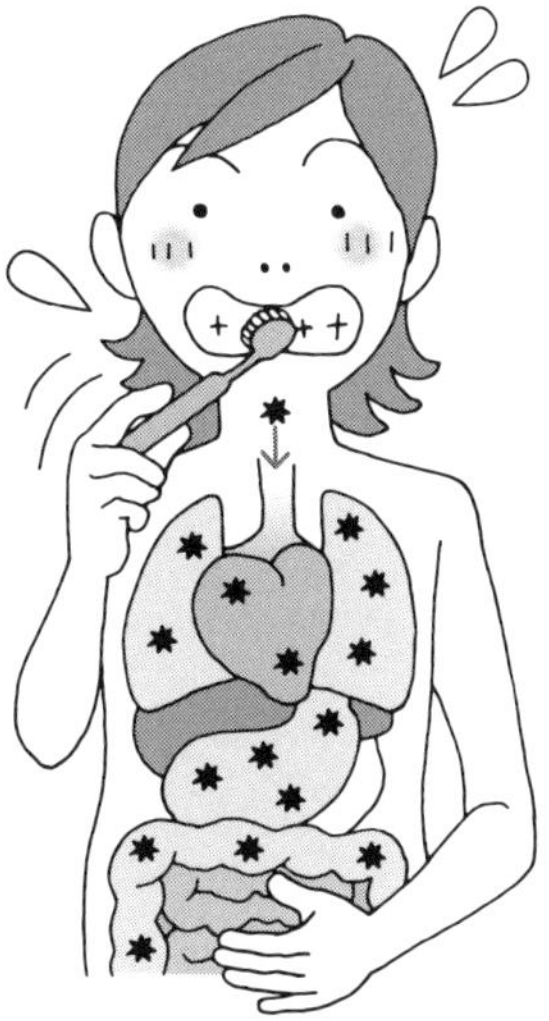

肝臓の脂肪は「落ちやすい」

中高年以降は、どうしてもお腹まわりを中心に脂肪がつきやすくなります。ダイエットをしようとしても、なかなか成果が出にくいと思われることもあるでしょう。つまり「一度ついた脂肪は落ちにくい」という先入観があるのではないでしょうか。

もしかすると、肝臓についた脂肪も、お腹まわりの脂肪と同様に、頑張ってもなかなか落ちないのではないかと思われるかもしれません。しかし実際は違います。**皮下脂肪や肝臓以外の内臓にたまった脂肪に比べて、肝臓の脂肪はかなり落ちやすい**ことがわかっているのです。軽度の脂肪肝であれば、自力でかなり改善できると考えられます。

「脂肪を落とす」ことを深刻に考えると萎縮《いしゅく》してしまい、成果が上がりにくくなるかもしれません。どうか気持ちを楽に、できることから少しずつ、ゆるく、明るく実行していただければと思います。

第1章

肝臓を元気にする食べものワザ 1〜36

食べものワザ

1

ブロッコリースプラウトは、肝機能回復の強い味方です

ブロッコリーの新芽である**「ブロッコリースプラウト」に含まれる「スルフォラファン」というファイトケミカルは、**植物に含まれている天然の化学物質のことで、これが**肝臓の機能を改善する**ことが明らかになっています。

スルフォラファンには、「解毒作用」「抗酸化作用」「抗炎症作用」などさまざまな働きがあります。ストレスや疲労、寝不足、飲酒など、さまざまな要因で活性酸素が発生し、肝臓が酸化ダメージを負っているとき、スルフォラファンを摂ることで回復が期待できます。

スルフォラファンは熱に弱いので、火を通さずに、**必ず生で食べてください。**また、口の中で噛《か》んで細胞が壊れたときに、ミロシナーゼという分解酵素に出会うことで初めて生成されるので、しっかりと噛みつぶして食べることが重要です。

サラダの上にのせれば、いろどりがきれいで、味のアクセントにもなるでしょう。あるいはジュースやスムージーにすれば、吸収しやすい状態で摂取することができます。

食べものワザ

2

「亜鉛」を含む食品で肝臓をサポートしましょう

肝臓が健康で、アルブミンというたんぱく質が正常につくられているとき、「亜鉛」はアルブミンにくっついて全身に運ばれ、たんぱく質の合成や遺伝子の伝達など、さまざまな役割を果たします。

ところがストレス等の理由で肝臓の状態が悪くなると、アルブミンが減り、亜鉛はアミノ酸にくっついて尿として排出されてしまいます。そうして亜鉛不足の状態になり、健康を害する原因となるのです。そのようなとき、**減っていた亜鉛を摂取することで、肝臓の具合がよくなった**例があり、亜鉛が肝臓をサポートしてくれることがわかっています。

亜鉛は体内でつくることができない必須微量ミネラルであり、食品で補う必要があります。具体的には、「牡蠣《かき》・牛の赤身・豚のレバー・油揚げ・卵・カシューナッツ」などが亜鉛を豊富に含んでいるので、これらを食べて亜鉛を補給することが大切です。

注意しないといけないのは、亜鉛をサプリメントで摂ろうとして、飲みすぎて過剰摂取になってしまうことです。なるべく食事で補給するほうがいいでしょう。

食べものワザ

3

抗酸化ビタミンで活性酸素から肝臓を守りましょう

野菜に含まれる**ビタミン類の「抗酸化力」で活性酸素を取り除き、肝臓を守る**という考え方も大切です。ビタミン類の中でも「β《ベータ》-カロテン・ビタミンC・ビタミンE」は特に抗酸化力が強く、「3大抗酸化ビタミン」と呼ばれています。

・β-カロテン…体内でビタミンAに変化することで、抗酸化作用を発揮します。加熱しても壊れにくいため、煮たり焼いたりしてもしっかり摂取できます。にんじん、かぼちゃ、ほうれん草、小松菜、春菊、明日葉などに多く含まれています。

・ビタミンC…強い抗酸化力があり、免疫力の向上、血圧を下げる効果なども期待できます。また、ストレスに対抗してくれるうえ、血液をサラサラにする働きもあります。水に溶けやすく熱に弱い性質があるので、サラダ（生）かさっと炒《いた》める程度で食べてください。パセリ、パプリカ、ブロッコリー、芽キャベツなどに多く含まれています。

・ビタミンE…活性酸素で細胞膜が酸化するのを防いだり、血流をよくしたり、発がんを抑える作用があります。アーモンド、モロヘイヤ、うなぎ、まぐろなどに含まれています。

食べものワザ

4

食前の高カカオチョコレートで肝臓の機能を維持しましょう

近年お菓子売り場でよく見かけるようになった、**カカオの含有量が70％以上の「高カカオチョコレート」は、脂肪肝を防ぎ、**ダイエット効果まである優れた食品です。

高カカオチョコレートには、他を寄せつけない圧倒的な量の「ポリフェノール（カカオポリフェノール）」が含まれています。ポリフェノールは、活性酸素を抑制する抗酸化作用が非常に強いため、肝臓の中の脂肪が活性酸素と結びつくのをさまたげるので、**肝臓に脂肪がたまりにくくなり、肝臓の機能が維持される**のです。

高カカオチョコレートに含まれるポリフェノールは、口内環境の改善にも役立っています。口の中に歯周病菌がいると、活性酸素が発生して歯茎の血管を傷つけ、歯周病をより進行させてしまいますが、これをポリフェノールが防いでくれるのです。

高カカオチョコレートは、1枚5ｇで個別包装されているものを選びましょう。これを一回1枚ずつ、「朝食前・朝食と昼食の間・昼食前・昼食と夕食の間・夕食前」の計5回程度食べるのが理想です。**食事より先に食べることで、より高い効果が得られる**からです。

食べものワザ

5

主食（ご飯・パン・麺）を1割減らしましょう

「糖質の摂取量を『少し』減らす」。実はこれが肝臓を健康にする取り組みの第一歩です。減らすのは「少し」で大丈夫です。あとで述べますが、糖質は減らしすぎてもいけません。あくまでも「少し」減らすところがポイントです。これを私は「糖質ちょいオフ」と名づけました。

糖質ちょいオフの最も簡単でわかりやすい方法が、「主食を少し減らす」ことです。茶わんによそうご飯を、いつもよりひと口かふた口分減らしてください。

パンは全体の1割から2割程度、量を減らしてください。白いパンではなく、全粒粉かライ麦のパンに変えれば、それだけで糖質の量は少なくなります。

自宅で麺類を調理して食べるときは、ゆでる麺の量を1割から2割減らしてください。

一日の糖質の摂取量のめやすは女性が200g、男性が250gです。糖質はおかずにも含まれていますから、ざっくり考えて、主食を1割程度減らせばその量に近づけられます。これを**2カ月続ければ、肝臓に余分にたまった脂肪はほぼ解消**します。

食べものワザ

6

無理な糖質制限は逆効果です

糖質制限の難しさは、「減らすこと」はもちろん、「減らしすぎないこと」にもあります。前述のように、一日の糖質の摂取量のめやすは、女性200g、男性250gとされています。私は適正な糖質摂取量に近づけるコツとして、「糖質ちょいオフ」を提唱していますが、たとえば、やや体重がオーバー気味の方や、何でも頑張ろうとしすぎる方の中には、「健康のためにはとにかく炭水化物をやめればいい」と思い込まれる方もいます。そしてご飯やパンを抜いて野菜ばかり食べるなど、つい無理な糖質制限をしてしまうのです。

糖質の減らしすぎには弊害があります。**糖質が不足しすぎると、肝臓に一定量ためておかなければならない中性脂肪が不足しがち**になります。**肝臓の中性脂肪は決して悪いものではなく、食事がとれないときのための予備エネルギーの働き**があります。予備が少なくなると体は危機を感じ、体中の中性脂肪が肝臓に送り込まれて、結果として「低栄養性脂肪肝」、いわゆる「ダイエット脂肪肝」の状態に陥ることがあるのです。

「糖質は少し減らすだけで、無理に減らしてはいけない」。この鉄則を忘れないでください。

食べものワザ

7

「脂質」を活用して肝臓を守りましょう

3大栄養素と呼ばれる「炭水化物（糖質＋食物繊維）」「たんぱく質」「脂質」は、私たちのエネルギー源であり、欠かせないものばかりです。たんぱく質を十分に摂りつつ、糖質や脂質も必要十分な量を上手に摂取することで、肝臓の健康が保たれます。問題になるのは、糖質の摂りすぎによる**血糖値の急上昇と、それによって肝臓の脂肪が増える**ことです。

たとえば、パンはご飯と同じく、食べるとすぐに血糖値が上昇しやすい食べものなので、まずは食事の前半で多く食べすぎないことが大切です。そして、パンの種類にもよりますが、できるだけバターを塗って「脂質」も一緒に摂取することです。

バターの成分の約8割は脂質ですが、脂質は3大栄養素の中で「最も血糖値を上昇させない」ことがわかっています。つまりパンにバターを塗ることによって、パンだけで食べたときよりも血糖値の上昇を抑制することができるのです。いい換えれば、**肝臓を守りながらパンを食べるために、バター（脂質）をうまく活用する**ということです。バター以外に、悪玉コレステロールを減らしてくれるオリーブオイルをパンにつけるのもお勧めです。

食べものワザ

8

「動物性たんぱく質」で脂肪を燃やしましょう

肝臓に脂肪がたまらないようにするためには、脂肪がよく燃える体をつくる必要があります。脂肪が燃える体をつくるためには、何より**筋肉の量を増やさなければなりません。**筋肉の量を増やすためには、しっかりとたんぱく質を摂取することが必須になります。

たんぱく質には、「動物性たんぱく質」と「植物性たんぱく質」があります。より効率よく摂取できるのは、吸収速度が速い動物性たんぱく質のほうです。筋肉を増やすため、食卓に肉、魚、卵、チーズなどを積極的に取り入れることをお勧めします。肉の脂身を気にしがちですが、実は血糖値とは無関係なので、あまり気にする必要はありません。

動物性たんぱく質を摂取すると、肝臓で「アルブミン」というたんぱく質がつくられます。血液中の**アルブミン値が上がると、**栄養が全身に行き渡り、**筋肉量が増えていきます。**筋肉量が増えれば基礎代謝が上がり、お肌や髪の毛の色つやもよくなっていくでしょう。

一日のたんぱく質の摂取量のめやすは「1g×体重」。体重が50kgの人は50g摂るのが理想です。鶏のささみ200g強で、それくらいになります。

食べものワザ 9

「食物繊維」で肝臓に脂肪をためにくくしましょう

昔ながらの日本の食事には、食物繊維を含む食材が多く使われていたため、かつて日本人は十分な量の食物繊維を摂取できていました。しかし、食生活の欧米化が進んだことによって、近年は摂取量が大幅に減ってきたと考えられます。

食物繊維が不足すると、血糖値が上昇しやすくなり、インスリンが分泌され、**糖質を脂肪に変えてたくわえようとします。**その結果、肥満になりやすく、**同時に肝臓にも脂肪がたまりやすくなる**わけです。

ということは、**食物繊維をしっかり摂るようにすれば、**血糖値の上昇がゆるやかになって、インスリンの分泌が抑えられ、**肝臓にも体にも脂肪がたまりにくくなる**ということです。できるだけ食物繊維の多い食材を使い、日頃から意識して多めに摂りましょう。

食物繊維が多い食品の例

食　品	目安量	食物繊維
ごぼう	100g	5.7g
かぼちゃ	100g	2.8g
いんげん	40g	13.6g
ひじき	8g	4.1g
こんにゃく	150g	3.3g

食べものワザ

10 主食に食物繊維を取り入れましょう

食物繊維の摂取量の増やし方として、「ご飯やパンなどの主食を、食物繊維が多いものに置き換える」という方法があります。32ページで、主食を少し減らして糖質の摂取量を減らすことを提案しましたが、それに加えて、**主食で摂る食物繊維を増やすことで、肝臓の脂肪を減らす効果をいっそう高めていく**方法です。

たとえば、お米を炊く際、大麦の一種である「もち麦」を3割程度配合します。もち麦には、水溶性食物繊維が100gあたり9・0g、不溶性食物繊維が3・9g含まれており、白米だけよりも食物繊維の量を増やせます。やや歯応えがあるので、噛《か》む回数を増やす効果もあります。また、もち麦には、**肝臓の脂肪や内臓脂肪を減らす効果が認められている「β《ベータ》-グルカン」が豊富に含まれており、**食後高血糖を抑える作用があります。

パンは、フランスパンとクロワッサンをお勧めしますが（62ページ参照）、小麦の食パンの代わりという意味では、「ライ麦」や「全粒粉」の食パンに置き換える方法もあります。いずれも食物繊維が豊富なので、肝臓に脂肪がたまりにくくなる効果が期待できます。

食べものワザ

11

「だし」が肝臓を健康にしてくれます

日本食の肝《きも》ともいえる「**だし」は、**料理を風味豊かに美味しくしてくれるだけでなく、**肝臓の状態もよくしてくれる**ことがわかっています。

たとえば、**かつお節や煮干し**のうま味成分である「ヒスチジン」は、体内で「ヒスタミン」に変化します。ヒスタミンには、食欲を抑制し、**脂肪の燃焼を促す働きがあり、食べすぎを防ぎながら、肝臓の脂肪を減らす効果**が期待できます。

干ししいたけのうま味成分である「グアニル酸」は、血液を浄化してサラサラにし、血圧や血中脂質を調整する働きがあります。これも**肝臓に余分な脂肪をためない**ことにつながります。

こんぶには、水溶性食物繊維の「フコイダン」(43ページ参照)が含まれるため、糖の吸収がゆるやかになり、**肝臓の脂肪が増えにくくなります。**こんぶだしのいいところは、ほかのだしと組み合わせることで、うま味が7~8倍に増えることです。うま味が強ければ強いほど満足感が高まり、食べすぎなくなるので、脂肪の増加がより抑えられます。

食べものワザ 12

中性脂肪を減らす「オサカナスキヤネ」を意識しましょう

肝臓に脂肪がたまる原因物質は、主に糖質からつくられる「中性脂肪」です。この中性脂肪を増やしすぎないために、ぜひ取り入れてほしい食材の代表選手を集め、頭の文字をとって並べた「オサカナスキヤネ」という言葉を覚えていただきたいと思います。

【オ】**オリーブオイルとお茶**…オリーブオイルに含まれるオレイン酸は血糖値の急上昇を防ぎます（54ページ）。お茶は脂質の代謝を活性化します（85ページ）。

【サ】**魚（青魚）**…青魚に含まれるＥＰＡが中性脂肪を減らしてくれます（42ページ）。

【カ】**海藻**…肝機能の向上につながる抗酸化作用があります（43ページ）。

【ナ】**納豆**…ナットウキナーゼが血液をサラサラにしてくれます（45ページ）。

【ス】**酢**…酢酸が脂肪の合成を抑制し、脂肪の燃焼を促します（56ページ）。

【キ】**きのこ**…糖質の代謝を促すナイアシンなどが豊富です（44ページ）。

【ヤ】**野菜**…食物繊維が糖の吸収をゆるやかにしてくれます（47ページ）。

【ネ】**ねぎ**…血糖値を下げてくれるアリシンを含んでいます（46ページ）。

食べものワザ

13

食べる前に「糖質センサー」を働かせましょう

食べたり飲んだりする前に「糖質の種類を見分ける」ことも大切です。

糖質は種類によって吸収する速さが異なります。吸収が速ければ速いほど、当然ですが、血糖値が急上昇しやすくなります。血糖値が急激に上がると、これを下げるためにインスリンが分泌され、血液中の余分な糖をただちに脂肪に変えてたくわえようとします。つまり、**吸収が速いタイプの糖質を一度にたくさん摂取することで、肝臓に脂肪がたまりやすくなってしまう**のです。糖質は次の3種類にわけられます。

（1）吸収が最も速い↓「単糖類」（果物《くだもの》やはちみつに含まれるブドウ糖・果糖など）

（2）吸収速度は中ぐらい↓「二糖類」（砂糖に含まれるショ糖、牛乳の乳糖、麦芽糖など）

（3）吸収が遅い↓「多糖類」（穀類やいも類などに含まれるでんぷんなど）

どんな食べ物でも慌てて早食いするべきではありませんが、**糖質の吸収速度が特に高いものほど、意識してゆっくり食べるか、量を減らす**ことが重要です。この「糖質センサー」を心に植えつけて、「飲食の前に少し考えるクセ」をつけてください。

食べものワザ

14

糖質センサーの精度を高めて脂肪肝を防ぎましょう

糖質の量が多いか少ないかは、見た目やイメージだけではなかなか正確に判断できないものです。よく似たものでも糖質量に差があります。少しでも糖質の少ないものを選べるよう**糖質センサーの精度を高めて、肝臓に脂肪をためない**ように心がけましょう。

食材100g中の糖質量

多い		少ない	
りんご	12・4g	梨	8・3g
落花生	10・8g	くるみ	2・8g
厚揚げ（生揚げ）	1・2g	油揚げ	0・5g
ウインナーソーセージ	3・4g	ロースハム	1・3g
トマトケチャップ	24・3g	マヨネーズ（全卵）	2・1g
ウスターソース	24・1g	薄口しょうゆ	2・6g
さつまいも（生）	30・9g	じゃがいも（生）	17・0g
乾しいたけ	11・8g	生しいたけ（原木栽培）	0・7g

※日本食品標準成分表（八訂）増補2023「単糖当量」より

食べものワザ

15

サバ缶で肝臓の脂肪を減らしましょう

サバやイワシ、アジ、サンマなどの「青魚」はDHA（ドコサヘキサエン酸）やEPA（エイコサペンタエン酸）と呼ばれる魚油を多く含んでいます。どちらも体内で合成できないので、これらの青魚を食べて摂取することが重要です。

DHAには「脳を活性化する」「中性脂肪を減らす」「善玉コレステロールを増やす」「悪玉コレステロールを減らす」といった作用があります。また、EPAにも「中性脂肪を減らす」「動脈硬化を防ぐ」といった働きがあり、両方を**6週間取り続けることによって、肝臓にたまった脂肪を含めて、内臓脂肪全体が減少する**ことがわかっています。

DHAとEPAを同時に、しかも手軽に摂取できる**お勧めの食品が「サバ缶」**です。**1缶食べれば、一日の摂取量が達成できます**（DHAとEPAを合わせて1000mg）。サバ缶は入手しやすく、しかも調理済みなので手間もかかりません。そのままはもちろん、野菜やきのこと和《あ》えたり、煮たり、炒《いた》めたりするほか、炊き込みご飯やカレー、パスタなどに活用してもいいでしょう。

食べものワザ

16

海藻類は肝臓の強い味方です

わかめ、こんぶ、ひじき、もずく、のり、あおさなどの海藻類は、「フコイダン」というぬめり成分を含んでいます。フコイダンは水に溶けやすい水溶性食物繊維の一種で、糖の吸収をゆるやかにしてくれます。そのおかげで血糖値の急上昇が抑制され、余分な脂肪がつくられにくくなり、**肝臓に脂肪がたまりにくくなる**のです。フコイダンは非常に優秀な成分で、ほかにも**「肝機能の向上」**「コレステロール値を下げる」「抗酸化作用」「免疫力の向上」「抗アレルギー作用」「胃を守る」といった働きがあります。

また、海藻類はカルシウムや亜鉛、マグネシウムなどのミネラルを多く含んでいるので、新陳代謝が促進され、血糖値や血圧のコントロールにも効果が期待できます。

海藻類は一度に多く食べるよりも、なるべく毎日、可能であれば**毎食、少しずつ食べる**ことをお勧めします。みそ汁やスープに乾燥わかめを「ちょい足し」するとか、ひじきを炊いたものを「つくり置き」しておくなど、できるだけ手間を省けるように工夫すれば、継続して摂取しやすくなります。

食べものワザ

17

肝臓を守ってくれる「きのこ類」を活用しましょう

しいたけ、えのきだけ、えりんぎ、まいたけ、しめじなどの「きのこ類」は、水に溶けやすい水溶性食物繊維と、水に溶けにくい不溶性食物繊維の両方を含んでいます。これにより、水溶性食物繊維が血糖値の急上昇を防ぐとともに、不溶性食物繊維が腸内で働いて便通を促進します。前項の海藻類と同様、血糖値の急上昇が抑えられることで、余分な脂肪がつくられにくくなり、**肝臓に脂肪がたまるのを防ぎます。**

また、きのこ類には、「ナイアシン」などのビタミンB群、食物繊維の一種である「β《ベータ》-グルカン」、ミネラル類なども豊富に含まれています。ナイアシンには、「糖質の代謝促進」「たんぱく質や脂質からエネルギーを産生する効果」などがあります。β-グルカンには、「血糖値の上昇を抑える」「コレステロール値を整える」「免疫力を高める」といった働きがあります。これらはすべて肝臓を守ることにつながります。

きのこ類は食事の最初か中ほどに食べるのがお勧めです。手軽なホイル焼きやマリネのつくり置きなど、なるべく手間をかけないで食べ続けられる工夫をするといいでしょう。

食べものワザ

18

納豆は夜に食べるのがお勧めです

納豆にはさまざまな健康効果があり、肝臓にもとてもいいことがわかっています。何といっても「植物性たんぱく質」が豊富で、体の細胞をつくる材料になるため、脂肪の燃焼に欠かせない筋肉の維持に役立ちます。また、「食物繊維」も豊富で、糖の分解や吸収をゆるやかにしてくれるので、**肝臓に余分な脂肪がたまるのを抑えます。**

そのほか「大豆サポニン」には脂肪の代謝を促す働き、「大豆イソフラボン」には高い抗酸化作用、「大豆オリゴ糖」には腸内環境を整える働きがあります。そして、ねばねば成分の「ナットウキナーゼ」には、血液をサラサラにするとともに、血栓《けっせん》を溶かす働きもあります。朝食のイメージが強い納豆ですが、血栓を防ぐという意味では、夕食に食べたほうがその効果は高まります。酢を大さじ1杯足してよく混ぜたり、生卵をかけたりすると、味がまろやかになって栄養価も上がります。

ただし、血液凝固作用もあるので、血液をサラサラにする薬を飲んでいる方は、薬の種類によっては納豆が食べられない場合もあるので医師に相談してください。

食べものワザ

19

「刻みねぎ」「おろしにんにく」には肝臓を守るアリシンが含まれます

長ねぎ、玉ねぎ、にんにく、ニラなどには、「アリシン」という匂《にお》い成分が含まれており、ツンとした刺激があります。この**アリシンには血糖値を下げる働きがあり、肝臓に脂肪がたまるのを防いでくれます。**

そのほか、「善玉コレステロールを増やす」「悪玉コレステロールを減らす」「消化促進」「殺菌作用」「抗酸化作用」「血栓《けっせん》予防」「抗菌作用」など、さまざまな働きがあります。応用が利く食材なので、いろいろな料理に取り入れる工夫をしましょう。

調理のポイントは、「切ったり焼いたりすると、アリシンの効能がより生かされる」ことです。要は「刻みねぎ」「おろしにんにく」などを薬味に使ったり、味つけのアクセントにしたりすることで、さまざまな働きがいっそう強化されるのです。いろいろな料理に「ちょい足し」して、美味しく栄養を摂取してください。

また、長ねぎと鶏肉を交互に串に刺した焼き鳥の「ねぎま」は、たんぱく質とアリシンが同時に摂取できる非常に優れたメニューといえるでしょう。

食べものワザ
20 葉物野菜で肝臓の脂肪を減らしましょう

健康のためには、日々の食卓でいろいろな野菜を食べることが重要です。ただし、肝臓の健康のためには、なるべく「糖質が少ない野菜」を中心にするほうがいいでしょう。

糖質が少ない野菜としては、「アスパラガス・ブロッコリー・ほうれん草・ピーマン・キャベツ」などがあります。基本的には**「葉物野菜」を中心に食べるようにすると、肝臓の脂肪を含む内臓脂肪を減らす**ことにつながります。

また、これらに多く含まれる「葉酸」は、たんぱく質の代謝のために不可欠な成分です。肉・魚・卵などと一緒に食べるのがお勧めです。

糖質が多い野菜としては、かぼちゃ・じゃがいも・さつまいも・れんこん・とうもろこしなどの「いも類」「根菜類」などですが、これらに含まれる糖質は「多糖類」なので（40ページ参照）、消化吸収に時間がかかり、食後に血糖値が急上昇することはありません。量をやや少なくして、食事の後半で食べるようにすれば問題ないでしょう。

さらに、野菜に含まれる食物繊維は糖の吸収をゆるやかにします。

食べものワザ

21

肉をしっかり食べましょう

以前は、歳《とし》を重ねるにつれ肉はあまり食べないほうがいいといわれていました。理由は、「日本人はもともと農耕民族だから、肉を食べすぎると胃腸によくない」「肉の脂は血管が詰まる原因になる」「高齢者は粗食にしたほうがいい」といったものでした。しかし、そのような考え方は、すべて捨てていただいてかまいません。

人生百年時代といわれるようになった今、大切なのは、高齢になってもできるだけ筋肉を減らさないようにすることです。そのためには肉を食べて、たんぱく質を十分に摂取することが重要です。**筋肉量が減ってしまうと、脂肪が燃焼しにくくなり、肝臓にも脂肪がたまっていく**ことになります（35ページ参照）。

動物性たんぱく質を多く含む食品を食べて筋肉量を減らさない・増やすようにしましょう。肉類では「鶏のささみ・豚ヒレ肉・鶏むね肉」など、魚介類では「ほんまぐろの赤身・春のかつお・真サバ」などがお勧めです。「ヨーグルト・牛乳・プロセスチーズ」などの乳製品からも摂取できます。

食べものワザ

22

卵を毎日食べましょう

脂肪を燃焼し、**肝臓に脂肪がたまりにくくするには、しっかりと筋肉をつけるためのたんぱく質が必要**です。だからといって鶏のささみを毎日200g以上食べ続けたり、食材の種類を変えるにしても、肉や魚をしょっちゅう食べ続けるのは大変かもしれません。そこで、主菜として卵料理を活用してほしいと思います。

卵には、1個につき6~10gの良質なたんぱく質が含まれており、一日に2~3個食べれば、理想的なたんぱく質の摂取量に近づきます。一時期いわれていた「卵を食べすぎるとコレステロールがたまる」という説は、すでに否定されています。

たんぱく質以外にも、コラーゲン、カルシウム、コリン（認知症予防）、リゾチーム（免疫力向上）、レシチン（悪玉コレステロール抑制）、カロテン（発がん性物質抑制）など栄養がたっぷりです。嬉《うれ》しいのは、**卵には肝臓のアルコール分解を助けてくれるメチオニンも含まれている**ことです。お酒からも肝臓を守ってくれる卵を、積極的にメニューに取り入れてください。

食べものワザ

23

メインおかずから食べ始めましょう

肝臓に脂肪がたまる原因となる「糖質」の吸収をゆるやかにするために、「食事は野菜など食物繊維から食べ始める」という考え方が、一般的によく知られています。私自身も、過去の著書でそのように書いたこともあり、それ自体は決して間違ってはいません。

しかし本書では、これをもう一歩進歩させた新しい「食べる順番」を提唱したいと思います。それは**「メインおかず（＝たんぱく質）を最初に食べる」**という方法です。

サラダ等の野菜から食べるのはいいのですが、それだけでお腹《なか》が満たされると、筋肉を維持するために不可欠な「たんぱく質」が、十分に摂取できなくなる可能性が出てきます。脂肪を燃やすためにも筋肉は絶対に必要ですから、肉や魚などをはじめに食べて、まずはたんぱく質をしっかり摂取しましょう。これで血糖値の急上昇も抑えられ、**肝臓に脂肪がたまるのを防げます。**

たんぱく質から食べ始めると、「満腹感を得やすい」というメリットもあります。そのため最後に炭水化物（糖質）に到達した頃には、ある程度お腹が満たされ、労せずして「糖質ちょいオフ」ができるでしょう。前にも述べましたが（33ページ）、糖質をまったく摂らないのもよくありません。量は少なめでも、必ずご飯などの炭水化物も食べるようにしてください。気をつけたいのは、ポテトサラダのポテトや、マカロニサラダのマカロニは炭水化物であり、糖質を多く含んでいるということです。これらはたんぱく質や食物繊維を摂ったあと、最後にご飯などと一緒に食べるといいでしょう。

この順番で食べましょう

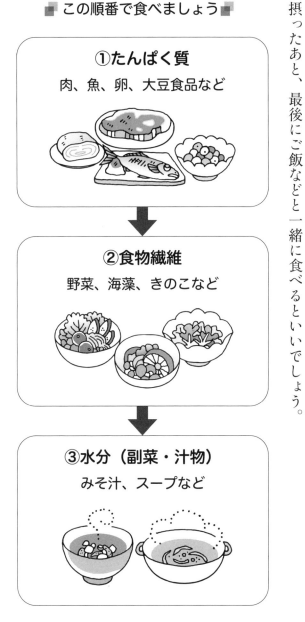

①たんぱく質

肉、魚、卵、大豆食品など

↓

②食物繊維

野菜、海藻、きのこなど

↓

③水分（副菜・汁物）

みそ汁、スープなど

食べものワザ

24 肝臓に負担を与える高血圧を防ぎましょう

「塩分控えめ」を謳《うた》う食品が近年とても多くなりました。塩分の摂りすぎが高血圧を招くのは、すでに一般常識として多くの人に認識されており、スーパーで販売されている食品に対しても、塩分を少なくするニーズが高まっているからでしょう。

塩分を摂りすぎると、血中のナトリウム濃度が高くなります。ナトリウムは水を引き込み、血液の全体量が増えるため、血管を押し広げる力が強くなって血圧が上がるのです。血圧が高くなると、心臓や脳に負担がかかり、心不全、心筋梗塞《こうそく》、動脈硬化等のリスクを高めてしまいます。また、それだけではなく、毛細血管が切れたり詰まったりしやすくなるという弊害もあります。実は肝臓には毛細血管がびっしりと張り巡らされています。つまり**高血圧は、肝臓にとっても非常に大きな負担となる**のです。

塩分量の正確な計算は非常に困難ですが、料理の味つけをする際には、これまでよりも**しょう油や塩の量を少しずつでも減らす**ことを心がけましょう。味の濃いものを食べる機会を減らしていく積み重ねが、塩分の摂取量を全体的に下げていくのです。

食べものワザ

25 箸置きに箸を置いて食べるのも有効です

糖質の摂取量を適切にすることに加えて、「ゆっくり食べて糖質を吸収する速度を落とす」ことも重要です。繰り返しになりますが、血糖値が急激に上がると、**分泌されたインスリンが糖を脂肪に変えて、肝臓に脂肪がたまりやすくなる**からです。

もともと食べるのがゆっくりの人は、今までよりもさらにゆっくり食べるように心がけましょう。もともと早食いの人は、次の方法をぜひ取り入れてください。

（1）箸置きを用意し、食べものを口に入れたらいったん箸を置いて、いつもより10回多く噛《か》みます。少しずつ回数を増やし、最終的には30回噛むようにしましょう。

（2）あわてて食べなくて済むように、食事の時間を長めに確保しましょう。めやすは「朝食＝20分」「昼食＝25分」「夕食＝30分」です。

（3）なるべく会食の回数を減らし、自分のペースで食べられる状況を維持しましょう。

噛む回数が増えれば、唾液の分泌が促され、口内の殺菌効果が高まります。また、全身の血流もよくなり、代謝が上がって脂肪が燃焼しやすくなるなど**「いいことずくめ」です。**

食べものワザ

26

「オレイン酸」の力を借りましょう

オリーブオイルが体にいいことは、よく知られています。すでに調理に使用されている方も多いと思いますが、今後もぜひ使い続けることをお勧めします。

オリーブオイルには「オレイン酸」が豊富に含まれています。オレイン酸は不飽和脂肪酸の一種で、非常に酸化しにくいという特長があります。そのうえ「インスリンの効き目を高める」「血糖値を下げる」「悪玉コレステロールを減らす」「動脈硬化を予防する」「整腸作用」「抗酸化作用」といった多様な効果がある優れたオイルです。

たとえば、糖質を含む食材を使って調理する際、**オリーブオイルを使用すれば、**食後血糖値の急上昇が抑止されるため、その結果として**肝臓に脂肪がたまりにくくなります。**インスリンの効果が低い患者さんにオレイン酸を多く摂取してもらったところ、約2カ月間でインスリンの効き目が向上したという外国の研究もあります。

活用法としては、「サラダ・肉料理・魚料理にかける」「みそ汁やスープに加える」「炒《いた》めものや揚げものに使う」「パンに塗る」などです。応用範囲が広いという利点もあります。

食べものワザ

27

「α-リノレン酸」の威力を活用しましょう

オリーブオイル以外の食用油では、**「えごま油」と「アマニ油」**もお勧めです。DHAやEPAなどと同じくオメガ3系の仲間で、不飽和脂肪酸の「α《アルファ》-リノレン酸」が多く含まれています。

「α-リノレン酸」には、肝臓や腎臓の細胞を保護する働きがあると考えられています。また、動脈硬化や心筋梗塞《こうそく》、脳卒中などのリスク軽減、炎症の抑制、老化予防などの効果もあるとされています。体内に取り込まれたあとで、一部がDHAやEPAに変化するため、**肝臓の脂肪を含む中性脂肪を減らす効果が期待できます。**

気をつけなければいけないのは、えごま油もアマニ油も、どちらも酸化しやすく熱に弱いところです。開封後は冷蔵庫で保存し、**加熱調理には使わないでください。**

加熱さえしなければ、熱いみそ汁やスープにかけるのは問題ありません。サラダ、納豆、おひたし、冷奴、ヨーグルト、ジュースなどに、少したらしていただくのが定番の使い方です。コクやまろやかさが増して美味しくなります。

食べものワザ

28 酢は毎日とりましょう

酢が、中性脂肪や内臓脂肪を減らしてくれることが、大手醸造メーカーのミツカンの試験で明らかになりました。報告内容によると、肥満気味の方が、毎日大さじ1杯の酢を含む飲料500mLを、朝晩2回に分けてとり続けた結果、12週間後に中性脂肪値が平均で約18%、内臓脂肪が平均で約5%減少したことがわかったのです。

酢の主成分の**「酢酸」には、「脂肪の合成を防ぐ」「脂肪を燃焼する」**といった働きがありますが、この試験によって、数値で客観的に証明されたのは画期的でした。さらに酢に含まれる「クエン酸」には、「強い抗酸化作用」や「悪玉コレステロールの発生を防ぐ作用」があり、肝臓はもちろん健康づくりに非常に役立つ調味料だといえます。

大さじ1杯を、5~10倍程度に薄めて飲むといいでしょう。米酢、黒酢、りんご酢など、種類は何でもかまいません。トマトジュースなど、何か飲みものに加えて飲むのもいい方法です。キャベツやトマト、玉ねぎなど野菜を刻んで酢につけておいて、それを料理に使うのもお勧めです。

食べものワザ

29

丼物を楽しみながら肝臓を守るテクニック

時にはガッツリ系のカツ丼や天丼、牛丼などが食べたくなることもあるでしょう。しかし、大きな丼に白米と具がどっさり入っている丼物は、いわば糖質のかたまり……。肝臓の健康のためにはお勧めできるメニューではありませんが、食べる際に次のような**工夫をすれば、糖質の吸収をかなり抑えられ、肝臓を守ることができます。**

（1）丼単品ではなく、サラダ、おひたし、みそ汁などのサイドメニューをつけましょう。

（2）「つゆ」にも糖質が多く含まれるので、「つゆ多め」は避けましょう。

（3）肝臓を守るために「ご飯」を残すか、最初から量を減らしましょう。

（4）カツや天ぷらの「衣」を半分はがして残すか、最初から量を減らしましょう。

（5）牛丼の場合、ごはんに「生卵」をかけることをお勧めします。たんぱく質を一緒に摂ることで、糖質の吸収が穏やかになります。

（6）最初にお茶を飲み、サラダかおひたし、丼の具などから先に食べはじめます。**食事開始から2分後以降にご飯を食べれば、血糖値の急上昇が抑えられます。**

食べものワザ 30

焼き肉を楽しみながら肝臓を守るテクニック

肉は糖質が少なく、たんぱく質がしっかり摂れるので、**肝臓の健康にはプラスになる食べもの**だといえます。

しかし、**焼き肉店で食べる際には、いくつか注意すべきことがあります**ので、しっかり押さえておきましょう。

（1）なるべく脂身の少ない「**赤身**」**の肉**を食べるようにしましょう。

（2）焼いている間に肉の脂が下に落ちる「**網焼き**」のお店を選びましょう。余分な脂の摂取量を減らすことができます。

（3）甘めの味つけたれには糖質が多く含まれているので、**塩だれかレモン汁**であっさりといただきましょう。塩だれもつけすぎると塩分の摂りすぎになるのでほどほどに。

（4）肉は**サンチュで巻いて**食べます。LDLコレステロールの酸化が防止されます。

（5）前半で肉と一緒にスープや野菜類、ナムル、キムチなどを食べておいて、**最後に軽くご飯**を食べると、全体としてバランスのいい食べ方になります。

食べものワザ

31

イタリア料理を楽しみながら肝臓を守るテクニック

イタリアンレストランでは、糖質を多く含む**ピザやパスタだけ、というのは肝臓の健康のためには避けたい**ところです。**肝臓にやさしい食べ方**を押さえておきましょう。

（1）コース料理ではなく、**アラカルト**で注文しましょう。内容や量を自由に選べるアラカルトのほうが、より肝臓にやさしい食べ方ができるからです。

（2）基本的には**メインの肉や魚から食べる**ことをお勧めしますが、イタリア料理らしくいただくためには、前菜としてサラダやマリネを頼むといいでしょう。マリネに使われる「酢」には、中性脂肪を分解してエネルギーに変える働きがあります。

（3）**お酒は「赤ワイン」**を選びましょう。ポリフェノールの一種であるレスベラトロールを多く含んでおり、脂肪がたまるのを防いでくれます。

（4）糖質が多いパンは一つ（一切れ）だけにして、オリーブオイル（54ページ）でいただきます。

（5）食後の飲みものにはなるべく砂糖を入れないようにしましょう。

食べものワザ 32

中華料理を楽しみながら肝臓を守るテクニック

美味しい中華料理ですが、**糖質を多く含むメニューが多いので、肝臓を守るためにはいくつかのことに注意**しなければなりません。

（1）できるだけ野菜を多く使った料理を選びましょう。野菜の炒《いた》めものは特にお勧めです。**チンゲン菜や空心菜**には、血糖値の急上昇を抑える働きがあります。

（2）みそ、しょうゆ、ソースなどで味つけられたメニューや、ラーメン、チャーハン、餃子《ギョーザ》、焼売《シューマイ》などは糖質が高めです。量は少なめにしましょう。**餃子はたれでなく、酢ごしょうで**食べるのがお勧めです。糖質が高い片栗粉でとろみをつけた料理も、**とろみ（餡《あん》）を残す**ようにしましょう。

（3）お勧めなのは、麻婆《マーボー》豆腐やピリ辛炒めなど**「唐辛子」や「しょうが」**を使ったメニューです。血行を促進するとともに、脂肪を燃焼します。

（4）テーブルに備えつけられている**「酢」**を積極的に使いましょう。酢には中性脂肪を分解し、糖質の吸収を遅らせる働きがあり、肝臓の健康増進に役立ちます。

食べものワザ

33

肝臓の脂肪を減らす「出来合い惣菜」を選びましょう

忙しいときなどに便利な出来合いの惣菜《そうざい》も多く出回るようになりました。その中から**糖質を抑えたものをチョイスすれば、肝臓の脂肪を減らすことも可能**です。

まずは「たんぱく質系」の惣菜から選んでいきましょう。お勧めなのが、塩とスパイスで味つけされた「蒸し鶏」。糖質が非常に少なくてとても優秀な食べものです。コンビニエンスストアなどのレジ横にあるホットスナックの焼き鳥やおでんなども、たんぱく質が豊富なので、これらをメインのおかずにするといいでしょう。

サラダもいろいろなものが並んでいます。野菜をしっかり摂ることを基本に選びますが、なかでも「ゆで卵」「ツナ」「蒸し大豆」「チーズ」などが入ったサラダであれば、たんぱく質を同時に摂ることができます。なければ、ゆで卵や豆腐などを別に買って、トッピングするのもいいでしょう。おにぎり、菓子パン、中華まん、麺類などは糖質が多いので、なるべく避けたほうがベターですが、食べたときには食べ終えて血糖値が上昇する前の30分以内に10分程度、早歩きをしましょう。

食べものワザ

34 肝臓にいい「パン」を選んで食べましょう

手づくりパンのお店に入ると、美味しそうなパンがたくさん並んでいます。鼻をくすぐるいい匂《にお》いにつられて、どれもこれも食べたくなりますが、パンもご飯と同じ炭水化物なので、糖質が多く、肝臓に脂肪がつくもとになります。ただし種類によって糖質の量が異なりますので、できるだけ**糖質が少なく肝臓にいいものを選びます。**

・食パン（6枚切り1枚／約60ｇ）＝28・9ｇ
・ベーグル（1個／約120ｇ）＝50・3ｇ
・フランスパン（1切れ2㎝／約15ｇ）＝約9・6ｇ
・クロワッサン（1個／約40ｇ）＝約20・9ｇ

食パンは2枚、ベーグルは1個でご飯1膳分（150ｇ）の糖質（約55ｇ）に近い量になります。これらは多く食べすぎず、野菜や卵などと一緒にいただくといいでしょう。お勧めなのは糖質が少なめのフランスパンと、やや少なめのクロワッサンです。特に**クロワッサンは脂質も含んでいるため、糖質の吸収をゆるやかにする効果が期待**できます。

食べものワザ

35

「ダブル炭水化物」は、ごほうびDAYに食べましょう

何度も申し上げますが、**肝臓の脂肪を減らすためには、糖質の摂取量を適切にしていく必要があります。**気をつけたいのは炭水化物（糖質＋食物繊維）です。

特に「炭水化物オン炭水化物」です。たとえば「焼きそばパン」。炭水化物のパンに炭水化物の焼きそばをはさんでいます。天ぷらそばや天ぷらうどんも、炭水化物の麺の上に炭水化物の衣をまとった天ぷらがのっています。また、関西には焼きそばやお好み焼きとご飯を一緒に食べる食文化がありますが、ラーメンライスやラーメン半チャーハンなどとともに、「炭水化物アンド炭水化物」も気をつけましょう。

これらの「**ダブル炭水化物**」**は、**とても美味しいのは間違いありませんが、**肝臓にとっては「悪魔の食べもの」**と思って、肝臓の健康を取り戻すまでがまんしたいところですが、がまんはストレスになりますので、月1回程度、ごほうびとして楽しんでもいいでしょう。つい食べてしまったときは、**食べ終えて血糖値が上昇する前の30分以内に10分程度でいいので早歩き**をしましょう。

食べものワザ

36

食べすぎた翌日は「プラマイゼロ食」で乗り切りましょう

家族での外食、友人とのランチ、町内会や会社の会食などでは、なかなか食べるものや量をコントロールするのは難しいでしょう。「今日はちょっと食べすぎてしまった」と思ったら、翌日の食事内容を工夫して「プラスマイナスゼロ」にもっていきましょう。**決して食事を抜いてはいけません。**食事と食事の間の時間が空きすぎると飢餓状態になって、**次に食べたときに血糖値が急上昇します。その結果、肝臓の脂肪がかえって増えてしまいます。**

プラスマイナスゼロにする食事（プラマイゼロ食）として、

・主食には麦飯やライ麦パンなど
・主菜にはサバ缶やツナ缶、卵料理など
・副菜にはきのこ類や海藻類など

がお勧めです。食物繊維とたんぱく質中心のメニューにし、おやつは高カカオチョコレート（31ページ）だけにしてください。さらに、第4章で紹介する運動を少しだけ頑張れば、リセットすることができるでしょう。

第2章

肝臓の健康を保つ飲みものワザ37～59

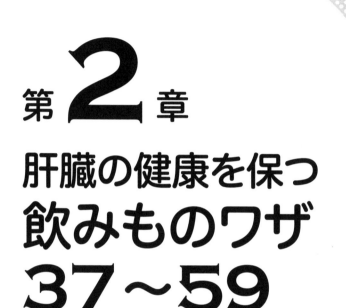

飲みものワザ

37

お酒は「適量」だと、肝臓の数値は改善します

「お酒は体に悪い」というイメージがありますが、果たして本当なのでしょうか。もちろん毎日浴びるように飲んでいたら、いつか体を壊してしまいます。

しかし興味深いデータがあります。「脂肪性肝疾患の頻度に及ぼすアルコール摂取の影響」という調査結果では、**肝細胞が破壊されているかどうかを推定する「ALT」の値は、アルコールをまったく飲まない状態よりも、男女ともに「20〜40g」のアルコールを摂取している状態のほうが数値が低い（良い）**のです。また、アルコール性肝障害の診断のめやすとなる「γ《ガンマ》-GTP」はまったく飲まない状態と比べて、女性は「20g未満」の飲酒量だと数値が下がっています。男性はやや上がっていますが、40gまではほぼ横ばいです。

これらを総合して考えると、一日に20〜40g程度のアルコール摂取量なら、肝臓の数値は少しよくなっていることがわかります。これは生ビールなら中ジョッキで1〜2杯、日本酒なら1〜2合、ワインならグラスで2〜3杯、焼酎なら水割りで2〜3杯に相当します。肝臓の数値が良好に保たれる量を「適量」と考えて、お酒を楽しみましょう。

飲みものワザ

38

飲酒量を「一週間単位」で管理しましょう

一日に20〜40g程度のアルコール摂取量を維持できれば、お酒は体に害があるどころか、肝臓の数値はいくらかよくなるものです。

近年は「休肝日」という言葉が広まり、一週間に一日か二日くらいはお酒を飲まないほうがいいと考える人が多いようです。しかし、適量さえ守れるなら、私は特に休肝日を設ける必要はないと考えます。逆に休肝日がストレスになり、休肝日明けにお酒をたくさん飲んでしまったら、元《もと》の木阿弥《もくあみ》どころか、かえって肝臓へのダメージとなります。

そこで提案したいのが、「一週間単位でアルコールの摂取量を管理する」という方法です。一日に20〜40gということは、一週間では140〜280gになります。この範囲内に収まるようにしておけば、少し多く飲んだ日の翌日は量を減らして帳尻を合わせるとか、飲まなかった日の翌日には少し多めに飲んでも大丈夫、といった管理を日々行なうのです。

飲酒の量を記録できるスマホアプリもありますので、そういったツールを活用しながら、肝臓にいい飲み方をしましょう。

飲みものワザ

39 早めに飲み終えて、肝臓への負担を減らしましょう

「お酒を飲む時間帯」によって、肝臓への負担が大きく違ってきます。結論からいえば、「就寝時までにアルコールが抜けている状態」がベストです。**寝ている間、肝臓を休ませる**ことができるからです。

アルコールの処理能力には個人差がありますが、実は体重とも大きな関係があります。体が大きければ、それだけ肝臓も大きいため、アルコールを分解する酵素を出す能力が高くなるからです。医学的には、体重1kgあたり1時間で0・1gのアルコールが処理できるとされています。たとえば体重50kgの人は、1時間に5g処理できるということです。つまり、ビール500mLに含まれるアルコール約20gを処理するのに、約4時間かかるので、24時に寝るためには4時間前の20時に飲み終えていなければなりません。

ただ、これでは飲みながら時計ばかり気になってしまいますので、ほどよい妥協点として、19時に飲み始めて21時に飲み終わるようにしていただきたいと思います。いずれにしても、夕方早めに飲み始めて、早めに飲み終われば、肝臓への負担が減らせます。

飲みものワザ

40

飲食時間と量で、肝臓に脂肪がたまりにくくしましょう

だらだらと遅い時間までお酒を飲み続け、その間におつまみを食べすぎてしまうと、当然ながら肝臓に脂肪がつきやすくなってしまいます。

22時から2時までの4時間ほどの間は、脂肪を生み出す「**BMAL1**《ビーマルワン》」というたんぱく質が増える時間帯です。このとき胃の中に飲み食いしたものが残っていると、成長ホルモンが分泌されにくくなります。成長ホルモンには代謝を促して脂肪を燃焼させる働きがありますから、これが十分に出ないということは、**BMAL1がつくった脂肪があまり燃焼されず、肝臓やそのほかの部分にたまってしまう**ということです。肝臓に脂肪をためないという意味でも、お酒を飲む時間帯は19時から21時くらいにしておくことが大切です。

さらに「ビールは中ジョッキ2杯まで」「おつまみは、たんぱく質や食物繊維が摂れるものを中心にこれとこれだけ」といった具合に、「時間と量のリミット」を決めておくといいでしょう。それでもオーバーしてしまった場合は、アルコール摂取量を一週間単位で調節し（67ページ）、翌日は「プラマイゼロ食」で帳尻を合わせます（64ページ）。

＼飲みものワザ／

41

肝臓に脂肪がつきにくいお酒を楽しみましょう

お酒にはいろいろな種類があります。それぞれお好みのお酒があると思いますが、お酒の種類によって「太りやすいもの」と「太りにくいもの」があるのをご存じでしょうか。**太りやすいお酒は、肝臓に脂肪がつきやすい**ので注意が必要です。

お酒は、穀物や果実に酵母を加えて発酵させた「①醸造酒」、醸造酒に熱を加えてエタノールをいったん蒸発させ、それを冷却・凝縮した「②蒸留酒」、醸造酒や蒸留酒に果実や糖分を加えた「③混成酒」の3つのグループに分けられます。このうち①醸造酒と③混成酒は糖質を含んでいるので太りやすく、②蒸留酒には糖質が含まれないので太りにくい、ということがいえます。

①醸造酒には「ビール・日本酒・ワイン」など、②蒸留酒には「焼酎・ウイスキー・ブランデー」など、③混成酒には「梅酒・リキュール」などがあります。飲酒が適量だとしても、糖質の含有量はまた別問題になってくるので、できるだけ②の**蒸留酒を、**もしくは糖質ゼロを謳《うた》っているお酒を**楽しめば、肝臓に脂肪がつくのを気にしないで済みます。**

飲みものワザ

42

肝臓にいい「ビール・発泡酒」を選びましょう

ビール・発泡酒は麦芽、つまり炭水化物の「麦」を使ってつくられているため、さっぱりとした喉越《のどご》しとは裏腹に、本来は糖質が多く含まれています。太らないために（＝肝臓の脂肪を増やさないために）、近年は「糖質ゼロ」のビールや発泡酒が増えています。各メーカーが努力して、味もかなり美味しくなっているようです。そうした消極的な選び方もありますが、もっと積極的に「肝臓にいいビール」を選ぶという考え方もあります。ビール・発泡酒には、苦みや香りのもとになる「ホップ」という材料が使われていますが、実はこの**ホップに「ポリフェノール」が含まれています。**31ページでも述べたように、**ポリフェノールには抗酸化作用があり、肝臓に脂肪がたまりにくくなる**効果があります。つまり**ホップをより多く使っているビール・発泡酒を選べばいい**のです。

ビールには「ＩＢＵ（国際苦味単位）」という数値が示されています。一般的な国産のビールのＩＢＵは15～30くらい。この数値が高くて苦みが強いほど、ホップの使用量が多いと判断できます。ＩＢＵが高めでお好みのビールを見つけてみてはいかがでしょうか。

飲みものワザ

43 日本酒で必須アミノ酸を摂取し、肝機能を強化しましょう

肝臓の脂肪を増やさないという意味では、糖質が高めの醸造酒である日本酒は、やや不利なお酒といえるかもしれません。しかしながら、**日本酒には「たんぱく質を構成するアミノ酸が豊富に含まれている」**という美点があります。そのため飲みすぎなければ、具体的には一日に1合程度であれば、健康効果が得られると考えていいでしょう。

たんぱく質の材料であるアミノ酸を摂取して筋肉を強化すれば、基礎代謝が高まり、脂肪を燃やす体づくりにつながります。ひいては**肝臓の脂肪を減らす**効果も期待できます。

日本酒に含まれるアミノ酸には、次のようなものがあります。

・ロイシン…必須アミノ酸。筋肉の強化・修復、**肝機能の向上**などの働きがある。
・バリン…必須アミノ酸。筋肉の強化、疲労回復、成長促進などの働きがある。
・イソロイシン…必須アミノ酸。筋肉の強化、疲労回復、**肝機能の向上**などの効果あり。
・スレオニン…必須アミノ酸。**肝臓の脂肪が蓄積するのを抑制**し、美肌効果もあり。
・アラニン…非必須アミノ酸。**肝機能の強化**、運動時のエネルギー源のグルコース生成。

飲みものワザ

44

乙類の焼酎で、血液をサラサラにしましょう

蒸留酒の「焼酎」は糖質を含んでおらず、肝臓に脂肪がつかないという利点があります。

焼酎には、伝統的な単式蒸留法でつくる「乙類」、より効率的な連続式蒸留法でつくる「甲類」、乙類と甲類をブレンドした「甲乙混和焼酎」の3種類がありますが、健康面を考えれば「乙類」に軍配が上がります。

乙類の焼酎の原材料は、米、大麦、いも類、麹《こうじ》、水などで、甲類に比べると素材の風味が感じられます。また、乙類の焼酎を飲むことで、「t-PA（組織型プラスミノーゲン活性化因子）」といった酵素が血管内で分泌されます。その結果、活性型の「プラスミン」というたんぱく質分解酵素がつくられ、これが血管中の血栓《けっせん》を分解して、血液をサラサラにすることがわかっています。

肝臓に脂肪がたまる心配がないうえ、血液サラサラ効果まで期待できる「乙類の焼酎」を、晩酌にいただくのはいかがでしょうか。もちろん飲みすぎはいけないので、適量（66ページ）にとどめておきましょう。

飲みものワザ

45 赤ワインは肝臓によく、ダイエット効果まで期待できます

赤ワインにポリフェノールが多く含まれているのは、ご存じの方も多いでしょう。ポリフェノールは、ブドウの皮にたくさん含まれています。赤ワインは、黒ブドウを皮や種ごと粉砕し、発酵させてつくるため、結果としてポリフェノールの含有量が多くなるのです。

赤ワインに含まれるポリフェノールで、肝臓にいいとされるのは次の3種類です。

・エラグ酸…**肝臓のコレステロールを胆汁酸に分解**する、中性脂肪の増加を抑制するといった働きがあります。

・タンニン…種に含まれている渋味成分で、抗酸化作用・老化防止効果などに加えて、**脂肪を分解**する働きがあります。

・レスベラトロール…果皮に含まれている成分で、強い抗酸化作用があります。**肝臓を含む内臓脂肪の蓄積を抑制**する効果が期待されます。

なお、赤ワインの中でも、8~10年くらい熟成させたものを特にお勧めします。長く寝かせることで、ポリフェノールの威力がさらに増すことがわかっているからです。

飲みものワザ

46

「脂肪燃焼緑茶ハイ」で肝臓の脂肪を燃やしましょう

肝臓の脂肪を燃焼させる焼酎の美味しい飲み方を紹介します。名づけて「脂肪燃焼緑茶ハイ」。用意するものは、「乙類の焼酎・茶カテキンたっぷりの濃い緑茶(ペットボトルでもＯＫ)・氷・グラス」です。

まずグラスに氷をたっぷり入れます。次に焼酎を5分の2くらい注ぎます。最後に濃い緑茶を縁近くまで注いでできあがり。軽くかき混ぜてから召し上がってください。

緑茶に含まれている「茶カテキン」は、ポリフェノールの一種です。これには脂肪を燃焼する効果があるため、肝臓の脂肪を落とすだけでなく、ダイエット効果も期待できます。

焼酎も緑茶も糖質がゼロなのも嬉《うれ》しいポイント。最近は濃い緑茶のペットボトルもあるので、それで十分ですが、急須《きゅうす》で濃い目に淹《い》れた緑茶なら、さらに効果が上がります。

飲むタイミングは「**最初の1杯**」**がお勧め**です。**茶カテキンが糖の吸収をゆるやかにする**ので、そのとき何かおつまみを食べても、血糖値の急上昇を抑えてくれるからです。ただし緑茶にはカフェインも含まれています。適量は一日2杯までとお考えください。

飲みものワザ

47

「満腹ハイボール」で、少量で高い満足を得ましょう

飲みすぎを防げる「満腹ハイボール」を紹介します。用意するものは「ウイスキー・無糖で強めの炭酸水・氷・グラス」です。

まずグラスに氷をたっぷり入れます。そこにウイスキーを5分の1くらい注ぎます。最後に炭酸水を縁近くまで注いでできあがり。軽くかき混ぜてから召し上がってください。

満腹ハイボールは、炭酸も一緒に飲み込むので、お腹《なか》がふくらみ、早い段階で「満腹感」を得ることができます。つまり自然に飲みすぎを防いでくれるということです。おつまみも糖質の少ないものにしておけば、**肝臓の脂肪が増える心配もありません。**

飲むタイミングは、ほかのお酒を飲んだあとがお勧めです。すでにアルコールが体内に入って、いくらか酔いが回ってきた状態であれば、「薄め」につくったハイボールでも、さほど薄いとは感じないと思います。また、炭酸には、血管を拡張して血流を改善する効果があり、アルコールが素早く脳に到達するため、少量でも満足感が得やすくなるでしょう。

飲みものワザ

48

肝臓への負担を軽減する「飲む順序」があります

お酒を飲むとき、途中でお酒の種類を何回か変える方もいらっしゃると思います。その際、**なるべく「肝臓に負担がかかりにくい順序」で飲む**ことをお勧めします。

お酒にはいろいろな種類がありますが、基本的には、アルコール度数が低いものほど吸収されるスピードは遅く、アルコール度数が高くなればなるほど吸収のスピードが速くなるという性質があります。当然ながら、吸収スピードが速ければ速いほど、肝臓にかかる負担は大きくなってしまいます。たとえば、ビールをコップ半分グイッと飲むときと、ウイスキーをそのままコップ半分グイッと飲むときとでは、酔うスピードが桁違《けたちが》いです。それだけ急激に肝臓に負担がかかっているということです。そのほか、炭酸が含まれているお酒や、温めたお酒なども吸収されやすいことを覚えておきましょう。

基本パターンとして、**最初はビールやワインなどアルコール度数が低めのお酒から**飲み始めて、途中からウイスキーや焼酎、ウオッカなどに切り替えるといいでしょう。これだけでも肝臓への負担がずいぶんゆるやかになります。

飲みものワザ

49

チェイサーが肝臓を守ります

お酒を飲んでいるとき、並行して飲む水のことを「チェイサー」といいます。実はこの**チェイサーが肝臓を守る働き**をしてくれるので、ぜひ試していただきたいと思っています。

お酒を飲んでいてトイレに頻繁に行きたくなるのは、アルコールによって、尿を我慢する作用がある抗利尿ホルモンの分泌が抑制されるからです。そうしてどんどん体内の水分が外に出ていってしまい、だんだん脱水状態になっていきます。

その結果、肝臓でアルコールが分解されてできる有毒物質のアセトアルデヒドの濃度が高まり、肝臓に強い負担がかかってしまうのです。アセトアルデヒドは吐き気や二日酔いの原因物質であり、この濃度をチェイサーで薄めると、飲んだあとの体の調子もよくなります。

チェイサーは、飲んでいるお酒と同じくらいの量を、お酒と交互に飲むといいでしょう。あるいは焼酎などを水で2倍に薄めて飲む、という方法もあります。口の中が水でいったん洗い流されるので、お酒がより美味しく感じられ、飲みすぎを防ぐこともできます。

飲みものワザ

50

飲みすぎを防いで適量に近づける方法があります

お酒が好きで、たくさん飲んでいた方にとっては、「適量」まで減らすのが難しく感じるかもしれません。そうした方のために、**お酒の量を減らす工夫**をいくつか紹介しましょう。

ビールを飲むときには、「小さなグラスで飲む」ようにしましょう。ひと口の量がかなり少なくなり、がぶ飲みをしなくなるので、結果的に飲む量を減らすことができます。

ハイボールなどを飲む際には、「細長いグラスに氷をたくさん入れる」ようにしてください。見た目には多く感じられるのに、実際に入っている量は少ないので、やはり結果的に飲む量を減らすことにつながります。

少し張り込んで「いつもより高級なお酒を飲む」という方法もあります。がぶがぶ飲むのはもったいないという意識が働き、ゆっくり味わっているうちに量が減らせます。

「1杯目をノンアルコール飲料にする」という奥の手もあります。ある程度お酒が入った気分になるので、そのあとお酒を飲む量が自然に減るはずです。

苦にならない方法で、**飲む量を減らして肝臓を守りましょう。**

飲みものワザ

51

飲む前に少し食べておけば、肝臓の負担が軽くなります

空きっ腹の状態でお酒を飲むと、最初のひと口からまさに「五臓六腑《ごぞうろっぷ》に染み渡る」ような心地がして、気持ちがいいものですが、肝臓のためを思えばやめておいたほうがいいでしょう。**肝臓を守り、健康的にお酒を楽しむためには、飲む前に少し食べておく**ことが大切です。

アルコールは、胃で5～20％くらい吸収し、残りは小腸で吸収されます。空きっ腹でお酒が体中に染み渡る感じがするのは、空腹時の小腸の吸収スピードが非常に速いからです。当然、アルコールは急速に肝臓に運ばれるため、肝臓にとっては唐突にフル稼働させられることになります。そのため脳は「美味しい」と思っていても、肝臓は悲鳴をあげているのです。アセトアルデヒド（78ページ参照）の量も急激に増えるので、肝臓に強い負担がかかります。

飲む前に胃に入れておくものとしては、**たんぱく質や食物繊維が摂れるものがお勧めです**。あるいは**牛乳を飲んだりヨーグルトを食べたりしておく**と、アルコールの吸収が抑えられるので、**肝臓の負担軽減につながります。**

飲みものワザ

52

「とりあえずビール」の前に「とりあえず鶏カラ」にしましょう

お酒を飲む前に食べておくのに、最もお勧めの食べものの一つが「鶏の唐揚げ」です。高たんぱくな肉であることと、油で揚げているところが大きな理由となっています。

肉は消化に時間がかかりますので、胃の中に比較的長くとどまっています。そこにお酒が流れ込むことで、**お酒も大部分が一緒に胃にとどまります。**つまり小腸にどんどん流れていかないことで、**アルコールの吸収がゆるやかになり、肝臓への負担がかなりやわらげられる**のです。また、たんぱく質には、**肝臓のアルコール代謝を助ける働きがあり、肝臓にとっては、急な重労働をしなくて済む**ということになります。さらに唐揚げは油で揚げていますから、脂質も一緒に胃の中に入っています。脂質は肉よりも何倍も長く胃にとどまっているので、やはりアルコールの吸収速度を落としてくれます。

居酒屋などで飲食するときには、どうしても何も食べずに飲み始めるか、あるいは最初に出されたお通しや突き出しを食べておくくらいになりがちですが、できるだけ鶏の唐揚げをいちばんに注文し、2つ3つ食べてから飲み始めましょう。

飲みものワザ

53 おつまみは多少脂っこくても気にせずいただきましょう

「揚げものは体に悪い」「脂っこい茶色い食べものは体に悪い」と思っている方もたくさんいらっしゃると思います。しかし、揚げものをはじめ、「たんぱく質」と「脂質」の両方が同時に摂取できる食べものは、お酒のおつまみとしてはとても優秀です。

そもそも太る原因、**肝臓に脂肪がたまる原因は「糖質の摂りすぎ」**であって、「脂質」のせいではありません。つまり、いくら**見た目が脂っこくても、糖質さえ少なければ、決して肝臓に悪いということはない**といえます。

ただし同じ揚げものでも、フライドポテトは糖質が多いので要注意です。おつまみとしてとても美味しいのは間違いありませんが、少なくともお酒を飲みはじめた序盤ではなく、後半に少しつまむぐらいにしておくことをお勧めします。

たんぱく質と脂質が同時に摂れる食べものとしては、鶏の唐揚げ、魚のフライ、焼き鳥、ステーキ、鍋物などがあげられます。「糖質センサー（40、41ページ）」を働かせて、おつまみの素材を何にするか、を考える習慣をつけましょう。

飲みものワザ

54

肝臓にいいおつまみはいろいろあります

お酒のおつまみにぴったりで、肝臓にもいいものをいくつか紹介しましょう。

・**枝豆**…たんぱく質や食物繊維が豊富なうえ、肝臓の働きをサポートするオルニチン、コレステロールをコントロールするメチオニンなども含まれています。

・**冷奴**…植物性たんぱく質が豊富で、肝臓の機能を高めてくれるうえ、アルコールの分解を促進するナイアシン（ビタミンB群）も含まれています。

・**ナッツ類**…食物繊維、たんぱく質、ビタミンE、鉄分、さらにオメガ3などの油も含んでおり、おつまみとしてもおやつとしても非常に優秀です。無塩のものがお勧めです。

・**お刺身／焼き魚**…ＥＰＡ・ＤＨＡなど、魚に含まれる油が中性脂肪を減らします。

・**酢の物**…酢は中性脂肪を減らし、肝臓に脂肪がつくのを防いでくれます。野菜や海藻類が入っているので、食物繊維もしっかり摂れます。

・**漬物／キムチ**…中性脂肪やコレステロール値を整えてくれるので、飲み始めと同時に食べておくといいでしょう。発酵食品には腸の調子を整える働きもあります。

飲みものワザ

55

「締めのラーメン」の代わりに「締めのみそ汁」がいいのです

お酒を飲んだとき、最後に「締めのラーメン」を食べたことがある方もいらっしゃるでしょう。心のどこかで罪悪感を覚えながらも、あの美味しさを脳が覚えてしまうと、どうしてもまた食べたくなってしまう悪魔的な魅力があります。お酒を飲んだあとにラーメンが食べたくなるのは、肝臓がアルコールの分解を優先し、糖質の代謝が後回しになって、エネルギー不足（低血糖気味）の状態に陥っているからです。そのため無意識のうちに体が糖質を欲しているのです。それに加えて、お酒を飲んで排尿が増えたことで「水分」も「ナトリウム」も不足した状態になり、体がそれを補おうとしていることも見逃せません。これらすべてを満足させてくれるのが「ラーメン」だったのです。

しかし、ただでさえアルコールの分解で忙しい肝臓に、それ以上の負担をかけるのはやめておくほうが賢明です。その代わりにお勧めしたいのが「締めのみそ汁」です。水分とナトリウムがしっかり補えるうえ、味噌《みそ》はアミノ酸やビタミンも豊富に含んでいます。**あさりやしじみなど貝類のみそ汁なら、肝機能を高めて**二日酔いも防止してくれます。

飲みものワザ

56

濃い緑茶を毎日飲みましょう

日頃から「濃い緑茶」を飲む習慣をつけることで、さまざまな健康効果が期待できます。「脂肪燃焼緑茶ハイ」の項目でも触れましたが（75ページ）、**緑茶に含まれる「茶カテキン」には、脂肪の燃焼を促進する効果があり、肝臓の脂肪を減らす**うえ、抗菌作用、抗炎症作用などもあります。またビタミンCやβ《ベータ》-カロテンなどの抗酸化成分も豊富に含まれており、緑茶はまさに「健康飲料」そのものといえるでしょう。

そのほか、緑茶で口をゆすぐと、茶カテキンの抗菌作用によって、虫歯や歯周病の予防につながり、口臭の予防にも効果があります。また、緑茶には「テアニン」という成分があり、脳のα《アルファ》波を増加させるリラックス効果をもたらします。これは脳の老化を防ぐことにもつながっています。テアニンのリラックス効果は、自律神経の副交感神経を優位にして、血管が拡張し、血圧の上昇を防ぎます。さらにカフェインが交感神経に働きかけて、代謝を促進する作用もあります。カフェインの過剰摂取は禁物ですが、ペットボトルの緑茶でも一日500mL飲む程度なら問題ありません。

飲みものワザ

57

緑茶の茶カテキンを最大限摂取する裏ワザを伝授します

最近はペットボトルの緑茶を飲む機会が増えていますが、より多くの茶カテキンを高効率で摂取するためには、昔ながらの急須《きゅうす》で淹《い》れるほうが適しています。さらに、**お茶を抽出したあとの茶葉まで残さず食べる**ことをお勧めします。緑茶を飲んだだけでは、茶葉に含まれる茶カテキンの30％程度しか摂取できませんが、茶葉を食べることによって、お茶と合わせて約70％まで摂ることができるからです。

まずは緑茶を淹れます。急須に茶葉を入れ、注ぎ入れるお湯の温度は70～80℃くらい。1～2分程度蒸らしてから、湯飲み茶わんに最後の一滴まで注ぎ入れます。

お茶を抽出したあとの茶葉は、水分を含んでやわらかい状態になっています。これを急須から取り出し、酢に漬けるなどして味つけします。食べていただければおわかりになると思いますが、意外に野菜感覚で食べることができます。小鉢に盛りつけて食事の一品にすれば、品数も増えて食卓が楽しくなるのではないでしょうか。もちろんこれくらい**しっかり茶カテキンを摂れば、肝臓の脂肪をさらに減らすことができる**でしょう。

飲みものワザ

58

野菜ジュースは糖質が少ないものを選びましょう

ヘルシーなイメージの「野菜ジュース」ですが、種類によっては糖質が多く、肝臓の健康のことを考えると、避けたほうがいい場合もあるので注意が必要です。

野菜ジュースは、実は大きく3つのタイプに分けることができます。

(1)青汁タイプ…ケール、大麦若葉、明日葉などの「葉物野菜」でつくられています。1缶あたりの糖質は約1～5g程度と少なめです。

(2)野菜汁タイプ…トマトやにんじんをベースに、ピーマンやキュウリなどいろいろな野菜を加えてつくられています。1缶あたりの糖質は約7～15gとやや多めです。

(3)野菜汁＋果汁タイプ…いろいろな野菜と、いろいろな果物《くだもの》をミックスしてつくられています。飲みやすくするためフルーツの割合が多いのが特徴で、1缶あたりの糖質は約18～20gとかなり多くなっています。

お勧めなのは、当然糖質の少ない「青汁タイプ」です。野菜ジュースを購入する際には、成分表示を見て、糖質・糖類の含有量を確認しましょう。

飲みものワザ

59 清涼飲料水は避けたほうが無難です

夏の暑い日には冷たい清涼飲料水、冬の寒い日には温かい缶コーヒーなどを買うこともあるでしょう。さまざまなドリンク類が手軽に買えるのは便利ですが、糖質過多のものが多いので気をつけてください。

500mLのペットボトルで比較すると、コーラ類には糖質が約56・5gも入っていて、一般的なスティックシュガー（3g）約19本分もの量になります。「スポーツドリンクならヘルシーだろう」と思われるかもしれませんが、同じく500mLで糖質が約25gも入っていて、スティックシュガー8本分です。缶コーヒーの中でも、特にカフェオレタイプは、1缶190mLに約20gでスティックシュガー7本分です。

肝臓を守るためには避けたほうがいいでしょう。缶コーヒーなら無糖タイプがお勧めです。肝臓のために安心して飲めるのは、やはりシンプルに「お茶」か「天然水」「無糖の炭酸水」ということになります。甘い飲みものはクセになり、糖質中毒・果糖中毒に陥りかねません。**体が使い切れない糖質は、体内に入れないほうがいいのです。**

第3章

肝臓を大切にする甘いものワザ60～70

甘いものワザ 60

フルーツは朝食でいただきましょう

季節ごとに色とりどりのフルーツがあり、楽しみにしている人も多いことでしょう。ヘルシーなイメージのフルーツですが、実は肝臓の脂肪増加や老化の促進に結びつきやすい側面もあります。

糖質は、「結合する分子の数」によって、大きく3種類に分けられます。

（1）単糖類…これ以上分割できない最小の糖の単位で、炭水化物に含まれる「ブドウ糖」、果物《くだもの》に含まれる「果糖」などがあります。最も速く吸収されます。

（2）二糖類…ブドウ糖と果糖が結びついたもので、ショ糖（砂糖）や乳糖、麦芽糖などがあり、吸収されるスピードは中ぐらいです。

（3）多糖類…でんぷんやグリコーゲンなど、たくさんの分子が結びついた糖のことです。分解されるのに時間がかかる分、吸収されるのも時間がかかります。

強調しておきたいのは、フルーツの**「果糖」は肝臓の中でブドウ糖へとつくり換えられ、多く摂りすぎると脂肪肝の原因**になり、糖尿病のリスクも高まるということです。

また、血液中に増えた余分な糖は、たんぱく質と結びついて「ＡＧＥ（終末糖化産物）」となり、シワ・シミ・たるみなど老化の原因になります。これを「糖化」といいます。こうした理由から、「きっと健康にいいだろう」というイメージだけで、フルーツを日常的にたくさん食べるのは控えたいものです。

もちろんフルーツを食べてはいけないわけではなく、なるべく糖質が少なめのものを選び、**一日の活動の前の「朝食」でいただくのがお勧め**です。日中は体を動かしたり頭を働かせたりするので糖質は消化され、脂肪も燃焼しやすいからです。

糖質が多めのフルーツ

バナナ・ぶどう・りんご・柿など

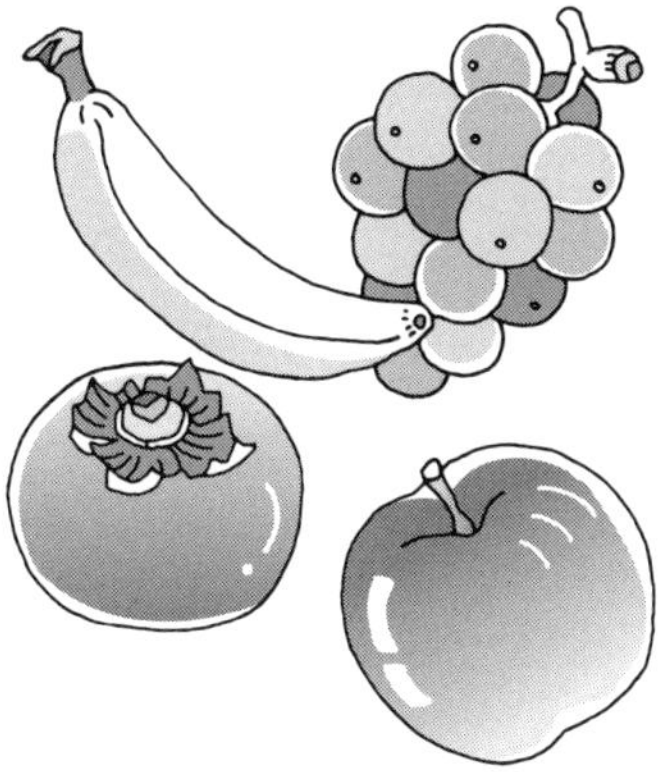

糖質が少なめのフルーツ

いちご・桃・グレープフルーツ・アボカドなど

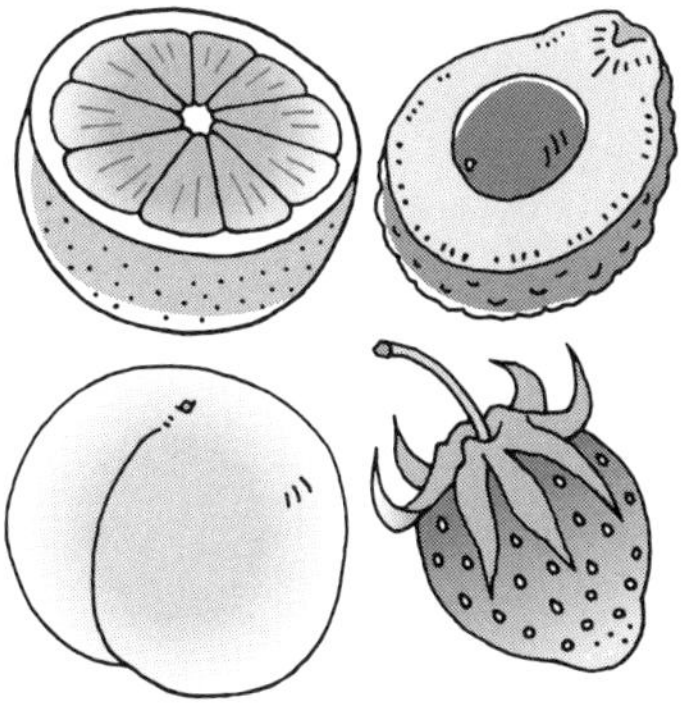

甘いものワザ

61

世界一優秀な果物の「アボカド」で血糖値をコントロール

驚くほど優秀な果物《くだもの》もあります。「森のバター」と呼ばれ、「世界一栄養価の高い果物」としてギネスブックにも認定されている「アボカド」です。

まずすごいのは、100gあたりの糖質がたったの0・8gしかないことです。そのため、**アボカド自体が肝臓の脂肪を増やすことはありません。**それどころか、アボカドに多く含まれている「不飽和脂肪酸」には、血糖値の急上昇を防ぐ働きがあります。「水溶性食物繊維」も豊富で、糖の吸収スピードを抑制します。さらにオリーブオイルにも含まれているオレイン酸（54ページ）、葉酸、ビタミンA・C・E・K、ビタミンB群、カリウムなど、まさに世界一の称号にふさわしい栄養たっぷりのフルーツなのです。

そのままでも美味しくいただけますが、お刺身のようにわさびじょう油でいただく方も多いでしょう。サラダやサンドイッチ、オムレツ、タコス、巻きずしの具にするなど、活用範囲が幅広いのもアボカドの特長といえます。いろいろなレシピを調べて、いろいろな食べ方を楽しみながら、肝臓の健康づくりに役立てていきましょう。

甘いものワザ

62

イノシトールを含むオレンジで肝臓の脂肪を減らしましょう

もう一つ、優秀な果物《くだもの》を紹介しておきましょう。

それは「オレンジ」です。100gあたりの糖質は8・3gで、アボカドほど少なくはありませんが、どちらかといえば少なめの部類に入ります。

注目すべきは、「抗脂肪肝ビタミン」と呼ばれる「イノシトール」というビタミンB群の仲間を多く含んでいるところです。イノシトールには**脂肪の流れを改善する働きがあり、**これを服用して、軽い脂肪肝が治った例もあります。ですから、イノシトールを摂取することで、**肝臓の脂肪を減らしてくれる効果が十分に期待**できます。

そのほか、イノシトールには、コレステロール値の正常化、抜け毛を減らす作用、脳細胞への栄養補給など、さまざまな作用があることがわかっています。

イノシトールは体内で合成されますが、オレンジで補給すればさらに効果を高めることにつながります。そのまま食べるのもいいですし、果汁なら糖質を加えたジュースではなく、果汁絞り器を使ってご自身でオレンジジュースをつくるほうがいいでしょう。

甘いものワザ

63

「果糖ブドウ糖液糖」に気をつけましょう

飲みものも食べものも甘いものも、辛《から》いものの隠し味も含め、「果糖ブドウ糖液糖」という成分がさまざまな飲食物に使用されています。果糖ブドウ糖液糖は液状で使いやすく、これを加えると、飲食物はより美味しく、よりなめらかに、より保存しやすくなります。そのため幅広く活用されているわけですが、この状況に私は警鐘を鳴らしたいと考えています。というのも、**果糖ブドウ糖液糖は非常に吸収されやすく、**砂糖よりも血糖値を急上昇させてしまうことがわかっているからです。そのため、**肝臓の脂肪を増やしたり、**糖尿病や心血管疾患のリスクを高めたりする可能性があるのです。しかし、非常に多くの飲食物に含まれているため、100％排除するのは困難です。たとえば、ぽん酢でも使われているものとそうでないものがあったり、アルコール飲料に使われているものもあります。すぐにできることは、飲食物を購入する際、成分表をよく見て、果糖ブドウ糖液糖が入っているものはなるべく避けるようにすることです。そして、甘いものを飲んだり食べたあとでウォーキングやストレッチをするなど、体を動かして血糖値の上昇を抑えましょう。

甘いものワザ

64

カロリー高めよりも気にすることがあります

おそらく多くの方が、「糖質の摂りすぎ」よりも「カロリーの摂りすぎ」に気をつけていらっしゃるのではないでしょうか。あるいはどちらも似たようなものと考えて、カロリーが控えめならいいと考えている方もおられるでしょう。ところが必ずしもそうではありません。**カロリーが高めでも糖質は低い、という食べものもある**からです。たとえば、1個約60gのシュークリームの糖質は、商品によって差はありますが約15g程度です。これに対して1枚約10gのしょう油せんべいの糖質は約9gもあります。ということは、せんべいを、シュークリーム1個分と同じ重さの6枚食べたら、なんと54gも糖質を摂ることになり、当然、肝臓に脂肪がつきやすくなります。せんべいよりもシュークリームのほうがカロリーは高いのですが、実は糖質は3分の1以下しかありません。

どちらをおやつに食べてもかまいませんが、シュークリームなら一度に1個だけ、せんべいなら一度に2枚だけ食べるようにすれば、糖質の摂取量はほぼ同じです。そのような意識で、おやつの種類と量を考えましょう。

甘いものワザ

65

和菓子は「緑茶」か「秋冬番茶」とともにいただきます

日本には、「お茶とお茶菓子」を一緒にいただくという非常に理にかなった食べ方があります。大福やおまんじゅうなどをいただくときには、**茶カテキンをたっぷり含んだ濃い緑茶を飲み、**糖質の消化および吸収を遅らせて、**肝臓に脂肪がつかない**ようにしましょう。

そして、食事と同じく30回噛《か》んで食べるようにしてみてください（53ページ参照）。これまで数回噛んだだけで飲み込んでいたものを、30回噛めといわれても、なかなか実行できないかもしれません。しかし一度だまされたと思って噛み続けてみてください。噛めば噛むほど、今まで感じたことがないような複雑な美味しさを発見していただけるはずです。

さらに、よく噛むことで脳の満腹中枢が刺激されるため、大きさによっては「2つめ」に手が出ていた大福やおまんじゅうも、「1つで満足」できるようになるでしょう。

緑茶の代わりに「秋冬番茶《しゅうとうばんちゃ》」をいただくのもお勧めです。秋冬番茶とは秋に収穫した茶葉のことです。ポリサッカライドという物質が豊富に含まれ、これがインスリンと似た働きをして血糖値の上昇を抑えます。ただし熱に弱いので、「水出し」で抽出してください。

甘いものワザ

66

ケーキを時々食べるくらいは問題ありません

「ケーキは甘くて体に悪いから」と、日々我慢されている方も少なくないと思います。ところが意外や意外、ショートケーキ1個（100g）に含まれる糖質は約40g強程度で、さほど多いとはいえません。

女性の一日の糖質摂取量のめやすは200gです。たとえば「朝食で50g」「昼食で50g」「夕食で60g」の糖質を摂った場合、計160gですから、ショートケーキ1個を食べてちょうど200gになります。

もちろんケーキの種類やつくり方にもよりますし、食事の糖質量も毎日増減がありますが、**特別に厳しく制限しなければいけないほどのことはない**のです。むしろ我慢やストレスは、血糖値を上昇させてしまいます。

ティータイムに時々ケーキを食べて精神的なストレスが軽減するなら、むしろ肝臓の健康のためにもいいのではないかと、私は思います。

甘いものワザ

67

ホットケーキは食事として楽しむのも一つの手です

できたてのホットケーキにバターを塗り、シロップをかけていただくのはとても美味しいものです。ホットケーキが1枚約120gとして、糖質は約50gほどですが、シロップをたっぷりかけると一気に糖質量が増えてしまいます。ましてや生クリームやフルーツを添えるとさらに増えてしまうので、なるべく少なめのシロップでいただくか、糖の吸収をゆるやかにしてくれる良質な脂質のバターやオリーブオイルでいただきましょう。

ホットケーキにベーコンエッグをのせるなど、食事として食べる方法もあります。これだとシロップを使わず、ベーコンエッグのたんぱく質と一緒に食べられるのでお勧めです。スイーツではなくなりますが、バリエーションの一つにしてみてはいかがでしょうか。

気をつけたいのは、焼く際に「焦がしすぎない」ことです。ホットケーキにできる焦げは、牛乳や卵のたんぱく質と小麦粉の糖が結びついてできる「糖化現象」です（91ページ）。これもまた「AGE」であり、そのまま食べるといくらか体内に取り込まれてしまいます。糖質を少なめに、AGEもつくらず、肝臓にいいつくり方、食べ方を工夫してください。

甘いものワザ

68

おやつのために朝と昼の主食を少なめにするのもアリです

甘党の方に甘いものを我慢していただくのは、さすがにしのびないものがあります。やはり一日の間のどこかで甘いものを食べて幸せを味わっていただき、ストレスをためないようにしていただきたいものです。

たとえば、こんなやり方はいかがでしょうか。32ページで主食を1割か2割減らす「糖質ちょいオフ」を提案しましたが、**朝食と昼食に関して、主食を3割から5割くらい減らすようにすれば、そのぶん「3時のおやつを堂々と食べられる」**ようになるでしょう。

一日の糖質の摂取量のめやすは女性が200g、男性が250gです。日々の生活の中で、細かい計算はなかなかできませんが、もともと朝食に食パン1枚食べていた人は、これを半分に、ご飯を1膳食べていた人は、これを半分にすると、3時のおやつを割としっかり食べたとしても、一日の摂取量を大幅に超えることはないはずです。主食を減らすのもたいへんかもしれませんが、「好きなおやつを食べても肝臓の脂肪が増えることはない」と思えば、やる気も湧いてくるのではないでしょうか。

甘いものワザ

69

ガッツリスイーツもOK！　翌日と翌々日で調節します

日々の生活の中で、時には友人とランチを楽しみ、デザートまでガッツリいただくこともあるでしょう。あるいは何かおめでたいことがあって、家族や友人といつもより豪華な食事やスイーツを楽しむこともあると思います。それはそれで、無理に甘いものを我慢しようとせず、ぜひ一緒に楽しい時間を過ごしてください。

64ページで、食べすぎた翌日に「プラマイゼロ食」で調整する方法を紹介しました。もう一つ、**「摂りすぎた糖質を3日間で調節する」**という考え方もあります。

たとえば、女性が一日に300gの糖質を摂ってしまった（一日のめやす量より100gオーバーした）場合、翌日の糖質量を、めやすの200gの半分の100gにしてリセットしようとすると、糖質が足りなくてエネルギー不足の状態に陥る可能性があります。そうではなく、もう少しゆったりと、「3日間で計600g」になるように調節するのです。つまり「楽しんだ一日め＝300g」「翌日＝150g」「翌々日＝150g」にするということです。

もちろん男性もスイーツを食べます。男性の一日の糖質の摂取量のめやすは250gですから、たとえばスイーツを食べすぎて一日に400gの糖質を摂ってしまったら、これも3日間のトータルで「750g」になるように調節します。具体的には、「食べすぎた一日め＝400g」「翌日＝175g」「翌々日＝175g」にすることができればリセット完了です。男性が一日の糖質を175gに抑えるのは少し辛《つら》いかもしれませんが、美味しいスイーツを食べた代償だと思って頑張りましょう。

さらに男女とも、一日めの食べすぎたあとは30分以内に10分ほど早歩きをし、翌日と翌々日にウォーキングの距離を少し延ばせたら完璧です。**肝臓につきかけた脂肪が落ちて、**通常の状態をキープすることができるでしょう。

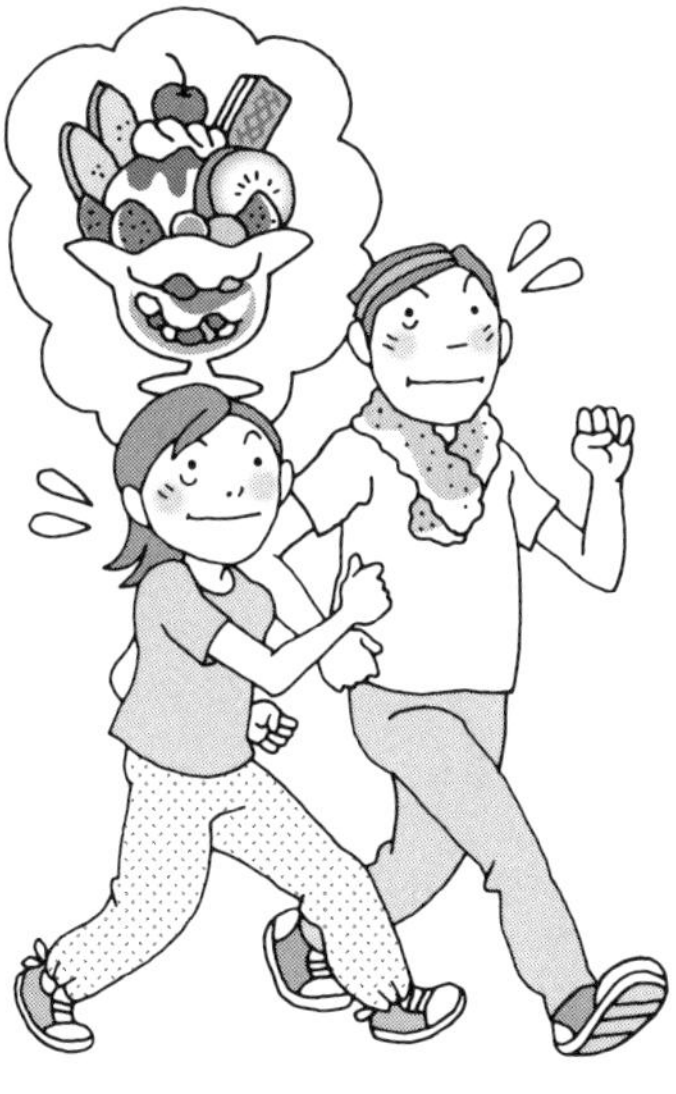

甘いものワザ

70

アイスクリームは果汁エキスの有無に気をつけましょう

夏の暑い日はもちろん、冬でも暖房の効いた室内でアイスクリームを楽しむのが、すっかり一般的になりました。つまり多くの方々が一年中アイスクリームを食べているのです。

通常のバニラアイスで、小さめのカップ90ｇに含まれる糖質は約20ｇです。これなら**糖質もさほど多くないので、肝臓に大きな影響はない**でしょう。毎日何個も食べるのはＮＧですが、時々食べるくらいは気にする必要はありません。

ソフトクリームも、１個１００ｇに含まれる糖質量は約20ｇですから、時々食べる分には問題ありません。

そしてアイスクリームであっても、舌でよく味わいながら、ゆっくりよく噛《か》んで食べましょう。

ただしシャーベット系には、少し気をつける必要があります。果汁エキスを使っていた場合、人工香料や果糖が加えられていることがあるので、血糖値が急上昇する可能性があります。成分表示をよく見て、果汁エキスが入っていないものを選ぶといいでしょう。

第4章

肝臓を整える
ゆるトレ&習慣ワザ
71～100

ゆるトレ＆習慣ワザ

71

一週間集中してチャレンジしてみましょう

本書では、肝臓の脂肪を落とし、肝臓の健康を取り戻すための「ワザ」の数々を紹介していています。これらをすべて覚えて毎日実行しつづけるのは、さすがに難しいですし、実際問題、そのことばかり考えて生活できるものでもありません。

そこで一度チャレンジしていただきたいのが、「一週間集中して徹底的にやってみる」という方法です。期間を決め、その期間中に飲食するものをあらかじめ綿密に計画しておいて、本書で紹介している「ワザ」を、できるだけたくさんやりつづけるのです。一週間なら、その間に人との会食を一度も行なわずに、すべて自分が考えて用意したものだけを食べ続けることもしやすいと思います。もし突発的に会食することになったとしても、リセット方法（64ページ「プラマイゼロ食」参照）を試すいい機会になります。

「肝臓の脂肪を落とす」というと、何かの病気を治療するように聞こえるかもしれませんが、実際にやっていることはダイエットに近い内容です。そして自力で**一週間も行なえば、軽度の脂肪肝ならかなり改善できる**でしょう。ぜひ挑戦してみてください。

ゆるトレ＆習慣ワザ

72

ゆるトレ習慣「食後のちょい散歩」をお勧めします

肝臓の脂肪を落とすためだけではなく、体全体の健康維持のためにも、毎日何らかの運動をするのが理想的です。特に**ハードなトレーニングは必要ありません。**「ゆるいトレーニング（ゆるトレ）」を毎日少しずつ行ない、習慣にしていくことが大切です。

最も手軽な運動が、「食後のちょっとした散歩」です。食事のすぐあとに運動をすれば、摂取した糖質が消費され、血糖値の上昇を抑えながら肝臓を守ることができます。昼食を外食される方なら、食事のあと、家や仕事場に戻るまでの間に少しブラブラと歩くといいでしょう。景色がきれいなところを見つけたり、街中ならウインドーショッピングをしたり、何かちょっとした楽しみを加えると、ストレス軽減にもなって一石二鳥です。

犬を飼っておられる方なら、食後に愛犬の散歩を行なうのもいい方法です。もちろん犬を飼っておられなくても、「食後に少しでも散歩をする習慣」をぜひ身につけたいものです。食べたあと、すぐに横になって休んでいると、血糖値がどんどん上がっていきます。何よりもそれを阻止することが重要だといえます。

ゆるトレ＆習慣ワザ

73

脂肪を燃焼させながら、脂肪がつきにくい体をつくりましょう

ゆるトレの理想は、「有酸素運動」と「筋肉運動」の両方を継続して行なうことです。「有酸素運動」とは、ウォーキング、ジョギングなどのように、呼吸をして体に酸素を取り込みながら行なう運動のことです。**有酸素運動自体が肝臓の脂肪の燃焼**につながります。「筋肉運動」とは、腹筋運動、スクワットなどのように、筋肉に負荷をかけながら瞬間的に力を入れる運動のことです。文字通り「筋力を高め、筋肉の量を増やすための運動」であり、**筋肉量が増えることで**基礎代謝量が高まり、**肝臓に脂肪がつきにくくなります。**

どちらか一方の運動だけをするよりも、「脂肪を燃やす有酸素運動」と、「脂肪を燃焼しやすい体をつくる筋肉運動」とを並行して行なうほうが、より効果的です。また、どちらも「ゆるく」やることで、疲れすぎず、長く継続することが可能となります。

もう一つ、これに「ストレッチ」を加えると完璧です。運動の前後にストレッチを行ない、筋肉を伸ばしたり、関節の柔軟性を高めたりすることで、ゆるトレ全体の効果がいっそう高まっていくでしょう。

ゆるトレ&習慣ワザ

74

運動は「ちょっときつい」くらいでやめておきましょう

本書では、日々行なうべき運動について、あえて「ゆるトレ」という言い方をしています。ハードな運動は活性酸素を発生させる原因となるため、あまり**きつい運動はかえって肝臓の負担になる**という意識をもっていただきたいからです。となると、「では、どれくらいゆるくやればいいのか？」「ゆるすぎたら効果がないのではないか？」「この程度の運動で肝臓の脂肪が本当に落ちるのだろうか？」といった疑問も湧いてくると思います。

めやすを示しているものもありますが、人それぞれ体格も筋力も違いがあり、「この強度の運動を何分、何回やりましょう」のように細かく決めることもできません。同じ運動が、ある人には楽すぎて、ある人にはきつすぎる、といったことになりかねないからです。

そこで覚えておいていただきたいのが、ご自分の感覚で**「ちょっときつい」と思える程度でトレーニングをストップする**ということです。それよりも強く（長く）運動をする必要はありません。逆にいえば、全然きつく感じないうちは、もう少し頑張っていただいても大丈夫ということです。ほどほどの運動量になるように、無理せず取り組んでください。

ゆるトレ＆習慣ワザ

75

日常生活の動作も「ゆるトレ」のうちです

慣れない運動をしようとしなくても、日常生活の中で体を動かしていることも「ゆるトレ」です。次の表は、体重55kgの人と75kgの人が、各項目の動作で何kcal消費するかを示したものです。これら**日常の動作も肝臓を整えている**ことにつながっているのです。

10分間で消費するエネルギー量

日常の行動	体重55kg	体重75kg
早歩き	22kcal	30kcal
掃除機をかける	24kcal	33kcal
食器洗い	13kcal	17kcal
自転車に乗る	29kcal	39kcal
浴室の床磨き	27kcal	37kcal
草むしり	34kcal	46kcal
子どもと遊ぶ	29kcal	39kcal
階段を上る	67kcal	92kcal
犬のシャンプー	24kcal	33kcal
雪かき	48kcal	66kcal

ゆるトレ＆習慣ワザ

76

姿勢を整えるのも「ゆるトレ」のうちです

姿勢が悪いと呼吸が浅くなり、取り込む酸素量が減って、代謝が落ちたり疲労を感じたりします。姿勢を整えると呼吸が深くなり、疲れにくく、気持ちも落ち着きます。正しい姿勢を保とうとすることで**体幹が鍛えられ、体にも肝臓にも脂肪がつきにくくなります。**

正しい姿勢を身につけよう

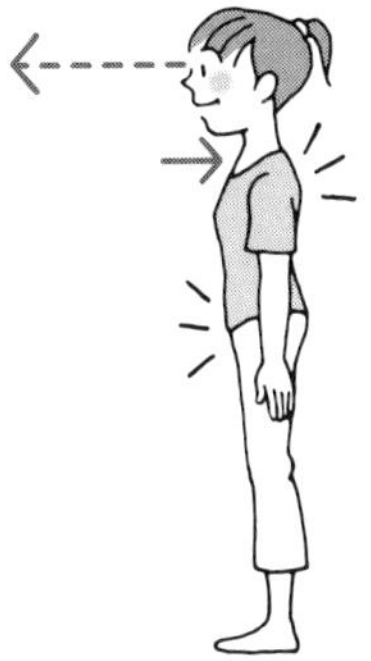

立っているとき

顎《あご》を引いて視線は前に、肩の力を抜き、おへその下3寸（9cm）あたりの丹田《たんでん》に力を入れてお腹《なか》を引っ込める

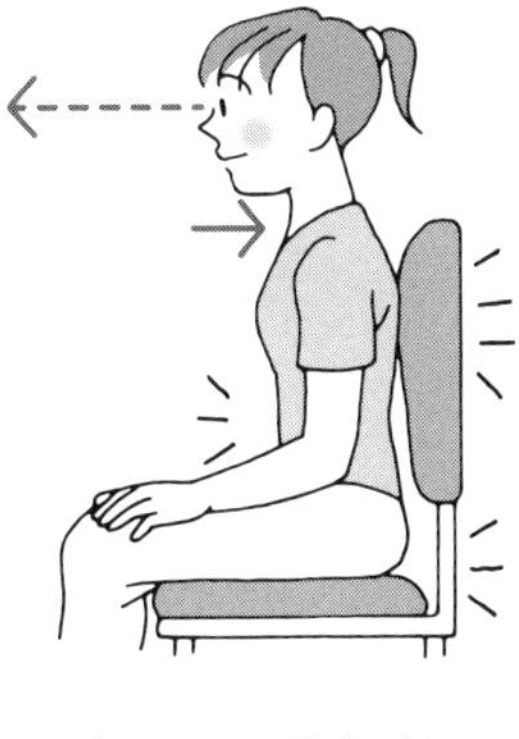

座っているとき

顎を引いて視線は前に、丹田（おへその下3寸〈9cm〉あたり）に力を入れてお腹を引っ込める。背筋を伸ばし、背もたれに腰が当たるくらい深く座る

ゆるトレ＆習慣ワザ

77

歩くフォームも整えて脂肪の燃焼効率をアップしましょう

正しいフォームで歩くことで、ウォーキングの効果を最大限に高めることができます。お気に入りのウォーキングシューズを履き、イラストを参考にして歩き始めましょう。

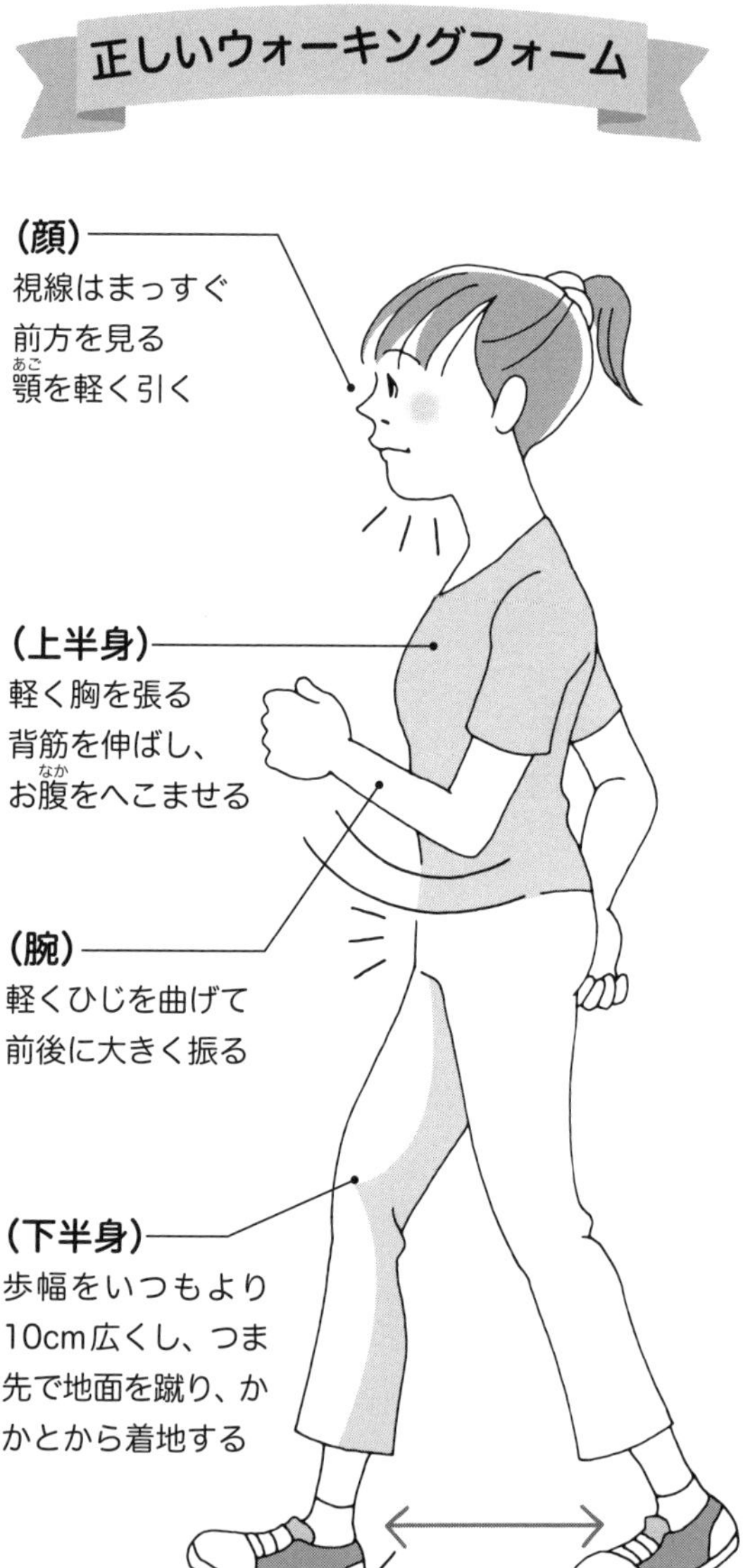

正しいウォーキングフォーム
(顔)
視線はまっすぐ前方を見る
顎《あご》を軽く引く
(上半身)
軽く胸を張る
背筋を伸ばし、お腹《なか》をへこませる
(腕)
軽くひじを曲げて前後に大きく振る
(下半身)
歩幅をいつもより10cm広くし、つま先で地面を蹴り、かかとから着地する

ゆるトレ&習慣ワザ
78

スロージョギングも効果があります

負担も疲労も少ないのに、有酸素運動と筋肉運動の両方が同時にできる「スロージョギング」という方法もあります。スロージョギングとは、速足のウォーキングよりもゆっくりのペースで、歩幅を小さく、軽く小走りをするような走り方のことです。隣の人と普通に笑いながら会話ができるくらい「ゆるく走る」のがコツです。

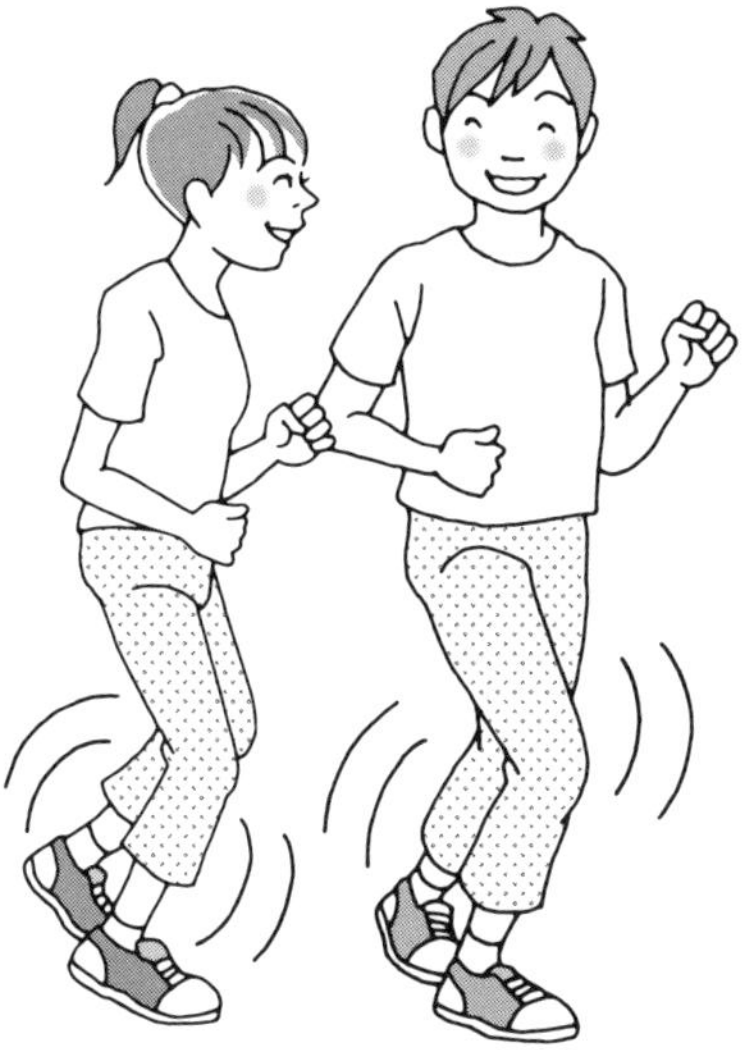

ジョギングですから当然**有酸素運動になり、肝臓を含む体全体の脂肪はしっかりと燃焼**されます。同時に大腿四頭筋《だいたいしとうきん》（太もも）・大臀筋《だいでんきん》（おしり）・大腰筋《だいようきん》（腰）などに負荷がかかるので、筋肉を鍛えることにもつながります。

30分から1時間くらい続けてできればベストですが、自宅から駅やスーパーまでの往復など、ちょっとした移動で行なう程度でもかまいません。気楽に取り組んでみてください。

ゆるトレ＆習慣ワザ

79

簡単ストレッチで筋肉をほぐしましょう

運動の前後、お風呂上がり、就寝前などにゆったりとストレッチを行なって、筋肉をほぐしましょう。血行が促進され、肝臓に酸素や栄養素がしっかり流れるようになります。

簡単ストレッチ

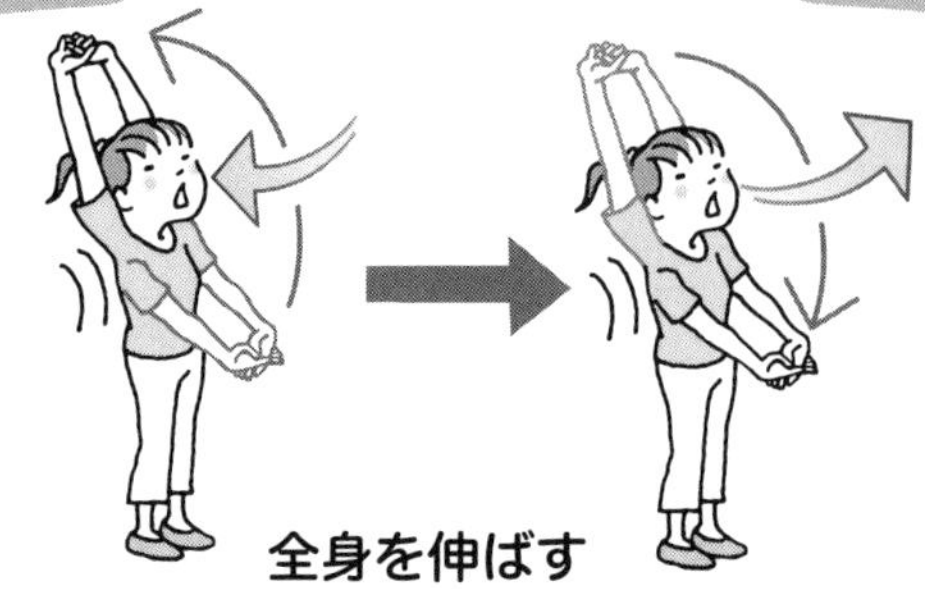

全身を伸ばす

両手を組み、息を吸いながら腕を高く上げ、息を吐きながらゆっくり下ろす

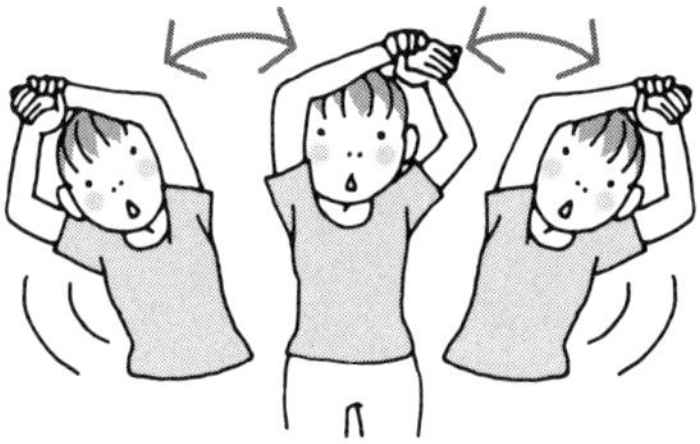

体側を伸ばす

片方の手でもう片方の手首をつかみ、息を吐きながら体側を伸ばし、吸いながら戻す。左右とも行なう

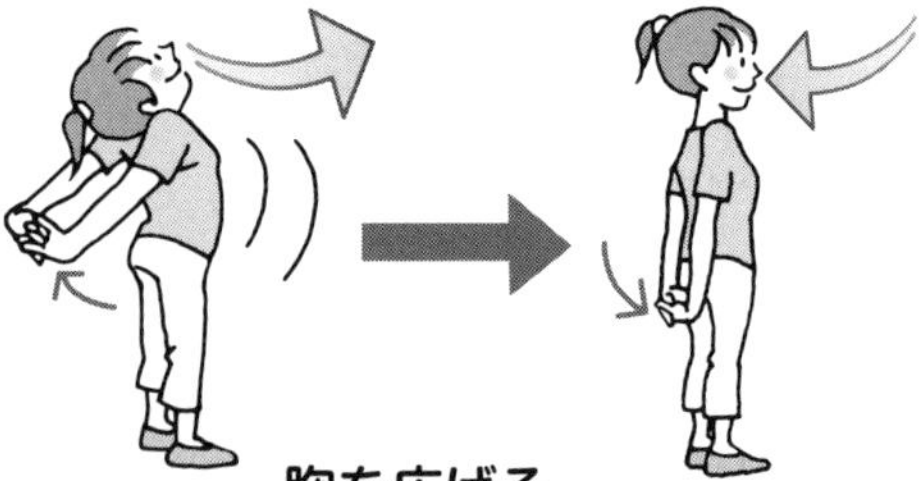

胸を広げる

両手を後ろで組み、息を吐きながら胸を広げ、吸いながら戻す

ゆるトレ＆習慣ワザ

80

お風呂でゆったりマッサージをしましょう

入浴時、湯船につかりながらストレッチをすると、筋肉がほぐれてリラックスできます。さらに副交感神経が優位になって、肝臓にかかるストレスも軽減するでしょう。

マッサージ＆ストレッチ

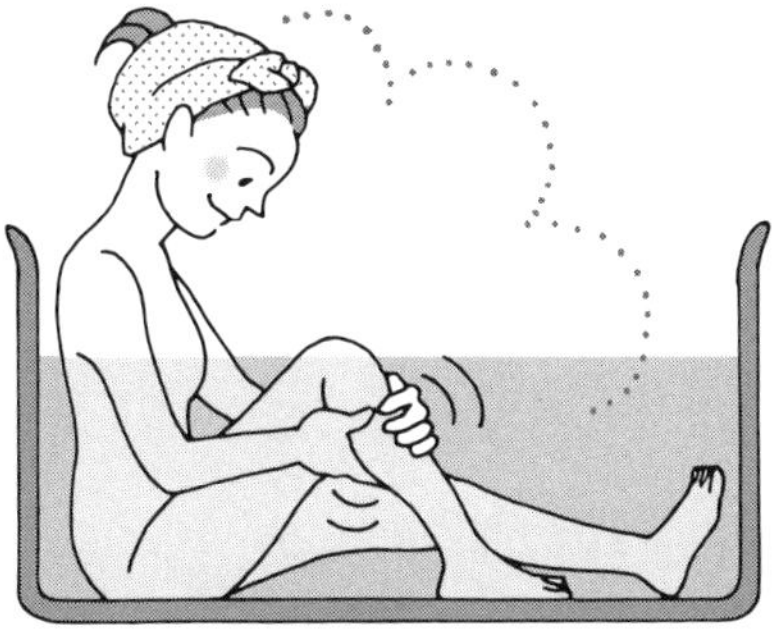

お湯の温度は39〜40℃くらい。腕、太もも、ふくらはぎなどをゆっくりもみほぐす

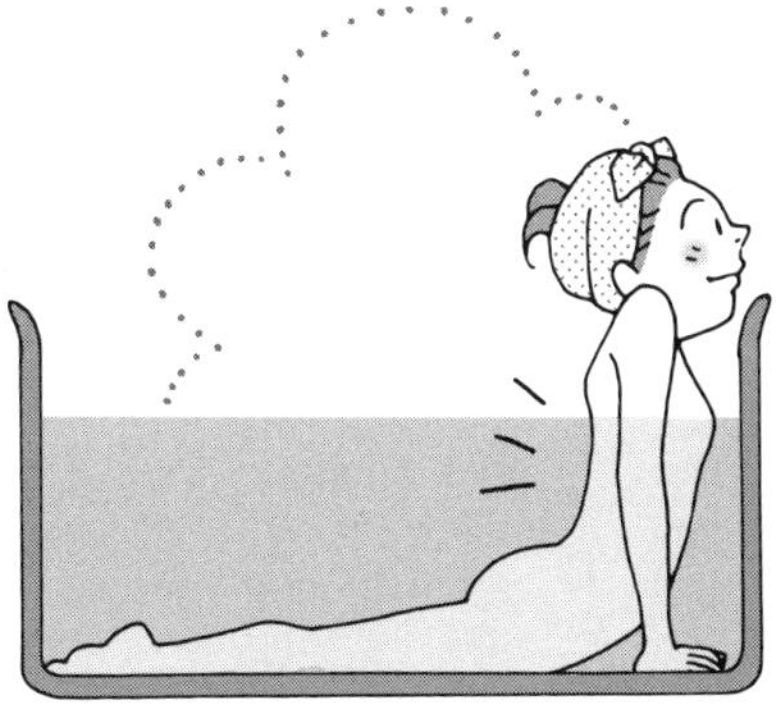

浮力を使って背中を反らすストレッチも効果的。首や手首も回してよくほぐす

81 簡単で効果が高い「スロースクワット」はお勧めです

なるべく毎日運動をしたほうがいいことはわかっていても、忙しくて時間がつくれない日もあるでしょう。あるいは雨天でウォーキングに出るのがおっくうな日もあります。そんなとき、いつでもどこでもすぐにできる運動が「スロースクワット」です。これなら自分が立っているスペースさえあれば、すき間時間の1分間でしっかり筋肉を鍛えられます。

スロースクワットは、人間の筋肉の中で最もサイズが大きい大腿四頭筋《だいたいしとうきん》（太もも）をはじめ、ハムストリングス（おしりの付け根から太ももの裏側の筋肉）、大臀筋《だいでんきん》（おしり）などを強化する運動です。**大きな筋肉を鍛えることで、糖質や脂肪を燃焼する力が高まっていきます。それだけ肝臓に脂肪がつきにくくなる**ということです。

スロースクワットは、名前の通り、ゆっくり行なうところに意味があります。動きが遅いぶん、姿勢を保持するために強い力が必要になることから、短い時間でも筋肉にきちんと負荷がかかるのです。下半身の筋肉を鍛えれば血流もよくなります。いろいろな意味で健康効果の高いスロースクワットを、ぜひ習慣にしてください。

スロースクワットのやり方

1

背筋を伸ばし、胸の前で腕を交差させ、両足を肩幅より少し広く開く

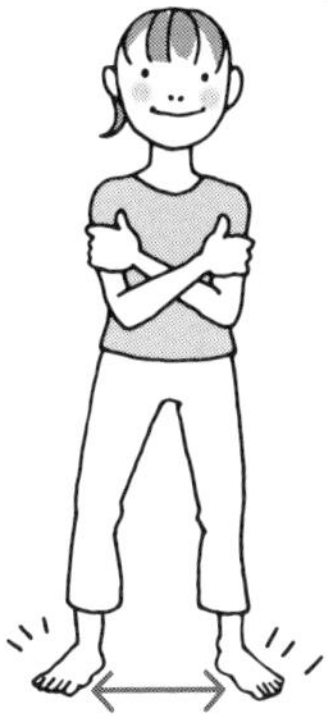

2

ひざをゆっくり曲げて、太ももが床と並行になるまで、息を吸いながら５秒かけて腰を落とす。このときおしりを少し後ろに突き出す（慣れない間は落とせるところまで落とす）

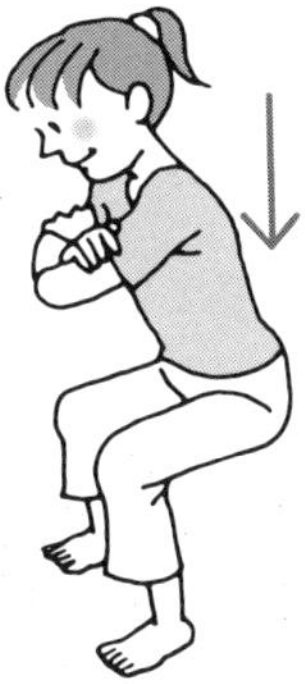

3

いったん息を吐き、再び息を吸いながら、ゆっくりと５秒かけて立ち上がる。ひざが伸び切らないところで止め、再びゆっくり曲げる動作に入る

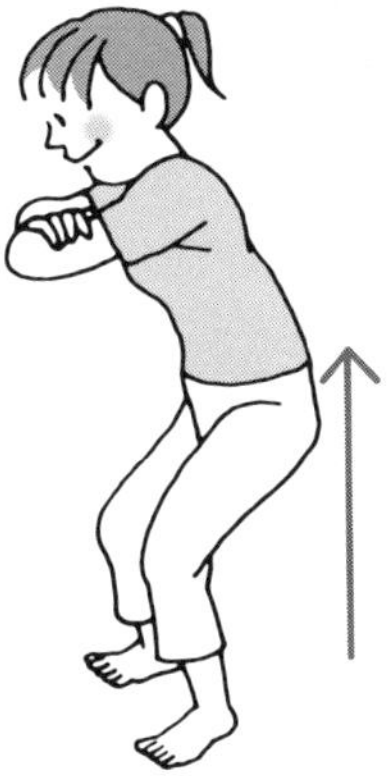

※**2・3**を５回繰り返すのを１セットとし、朝夕１セットずつ計２セット行なう（めやす）

ゆるトレ＆習慣ワザ

82

座るスクワットで足腰を鍛え、基礎代謝をアップしましょう

スクワットのバリエーションを紹介します。いすを使いますが、座る手前のいわゆる「空気いす」の状態で静止することで、太ももとおしりにしっかりと負荷がかかる運動です。

座るスクワットのやり方

座面がひざよりも低く、キャスターがついていないいすを使う。

1

背筋を伸ばしていすの前に立ち、胸の前で腕を交差させ、両足を肩幅より少し広く開く

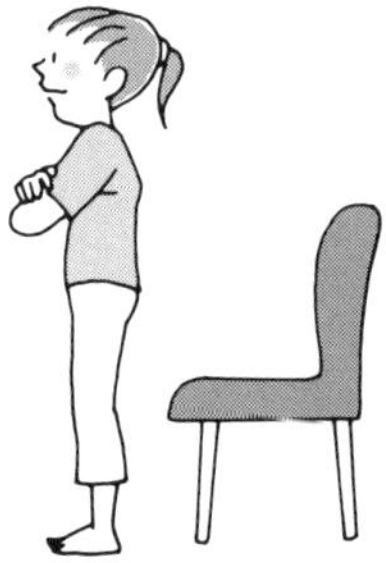

2

ひざをゆっくりと曲げて腰を下げ、おしりが座面につく直前で止めて、10秒間静止する。このときおしりを後ろに突き出すようにする

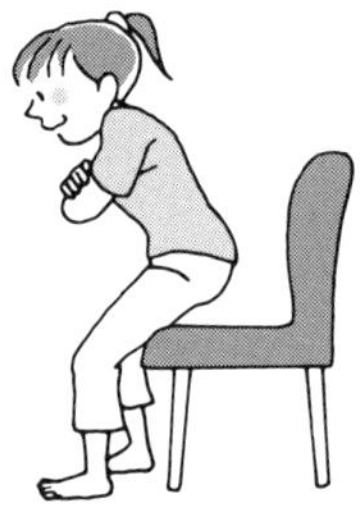

3

いすに浅く座ってリラックスし、10秒間休んだあと、ゆっくりと立ち上がる

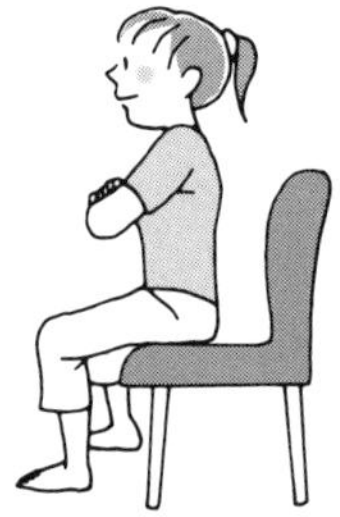

※この動作を５回で１セットとし、朝夕１セットずつ行なう（めやす）

ゆるトレ＆習慣ワザ

83

いすに座って大腿四頭筋を鍛えましょう

いすに座ったまま「もも上げ」を行なうことで、太もも前面の大腿《だいたい》四《し》頭筋《とうきん》にしっかり負荷をかけることができます。家事やデスクワークの合間など、すき間時間に行なうといいでしょう。

座ってできる大腿四頭筋トレーニング

1

いすに深く座り、背筋をまっすぐに伸ばす

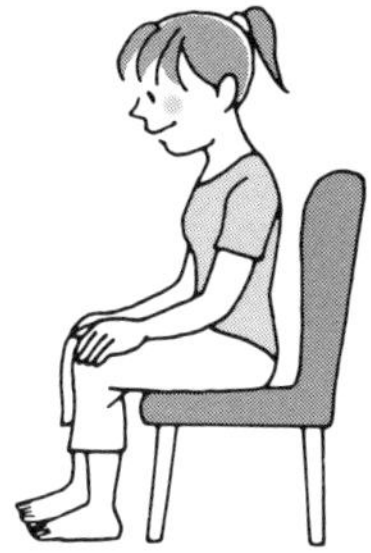

2

両足を一緒に1回上げる。このまま５秒間キープして下ろす

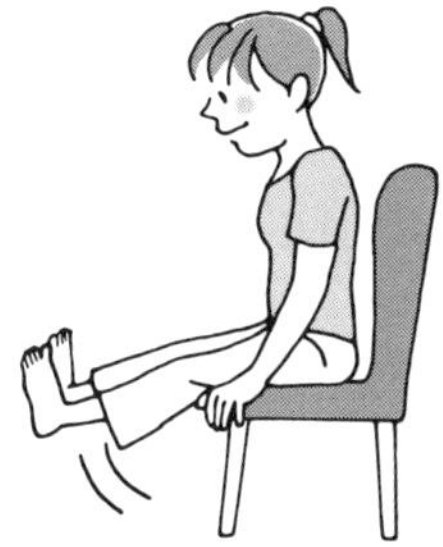

3

次に片足ずつ、ゆっくりとリズミカルに上げ下げする。１～３分間続ける

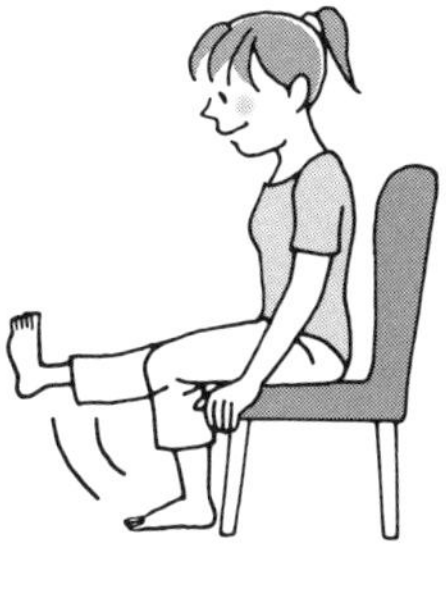

※**1～3**を１セットとし、一日に３セット行なう（めやす）

ゆるトレ&習慣ワザ

84

「ヒールレイズ」でふくらはぎを鍛えましょう

ふくらはぎは「第二の心臓」と呼ばれています。ふくらはぎの筋肉を鍛えることで全身の血流が改善し、基礎代謝もアップするので、しっかりトレーニングしましょう。

ヒールレイズのやり方

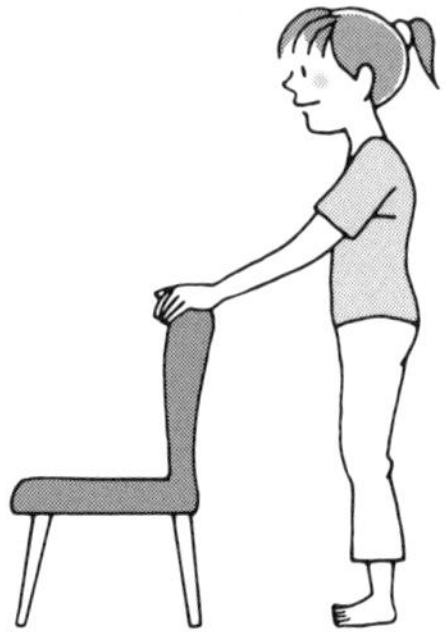

1

いすの背もたれなどに手を置き、背筋を伸ばしてまっすぐに立つ。足を少し左右に開き、安定しやすい位置を見つける

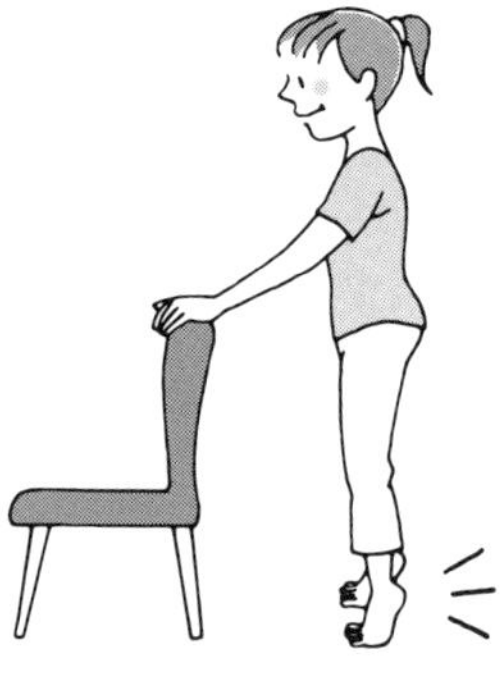

2

4秒間かけてゆっくりとかかとを上げたあと、4秒間かけてゆっくり下ろし、かかとが床から1cmくらい浮いた状態で止める。このままかかとを床につけないように、上げ下げを10回繰り返す

ゆるトレ＆習慣ワザ

85

「ドローイン」で肝臓をすっきりさせましょう

筋肉を引き締める運動は脂肪の燃焼を促し、肝臓の脂肪を減らすことにつながります。息を吸い込む筋肉運動の「ドローイン」で、肝臓もウエストラインもすっきりさせましょう。信号やバス停、駅のホームで立ち止まっているときでも、周りに気づかれずに筋トレができます。

ドローインのやり方

1

直立した姿勢で、息を吸い込みながらお腹《なか》をへこませる

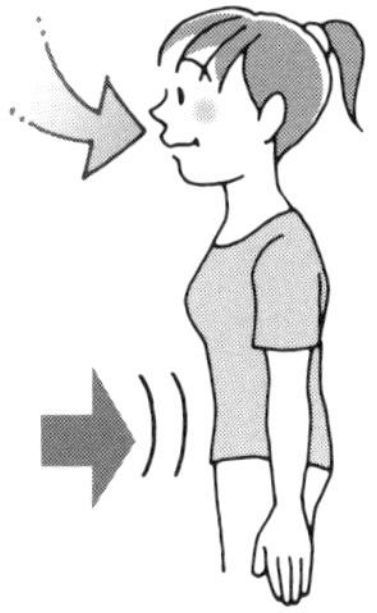

2

お腹をへこませたまま15秒間キープ。呼吸は止めない

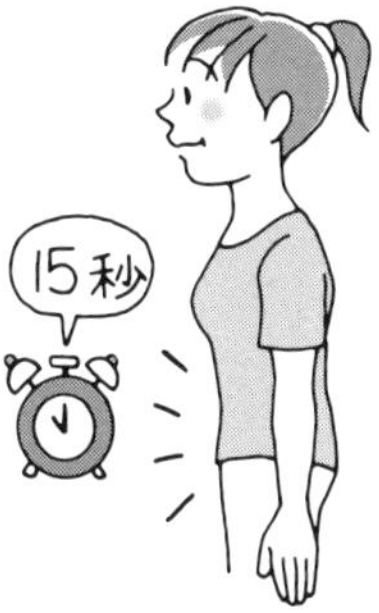

3

息を吐きながらゆっくりお腹を元に戻す

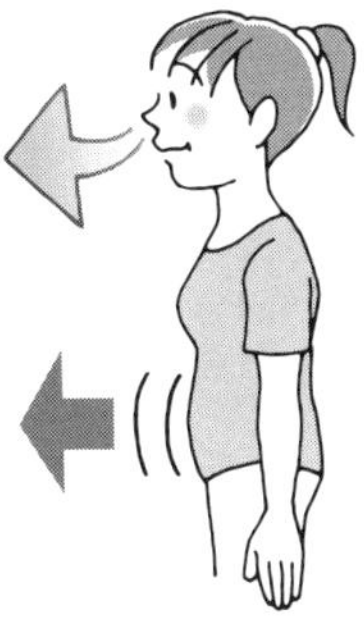

ゆるトレ＆習慣ワザ

86

「カンタンゆる腹筋」でゆる〜く腹筋を鍛えましょう

１０９ページで姿勢の整え方を紹介しましたが、美しい姿勢を保つためには、上半身を支える腹筋の力が必要です。簡単で無理なく腹筋を鍛えられる方法を紹介します。

カンタンゆる腹筋

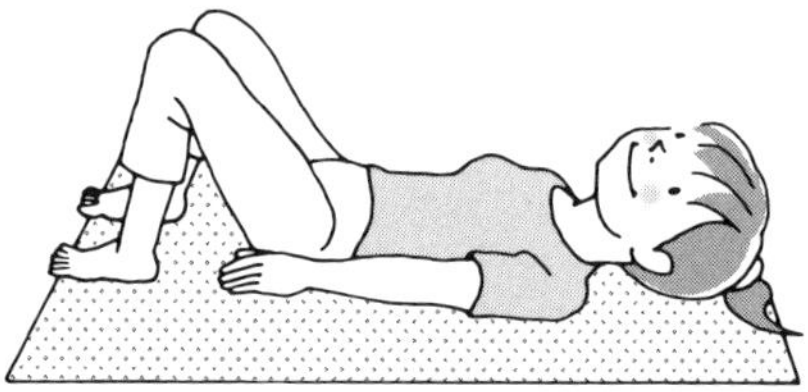

1

あおむけに寝転び、ひざを軽く立てる。腕は体の横につけて、手のひらを床につける

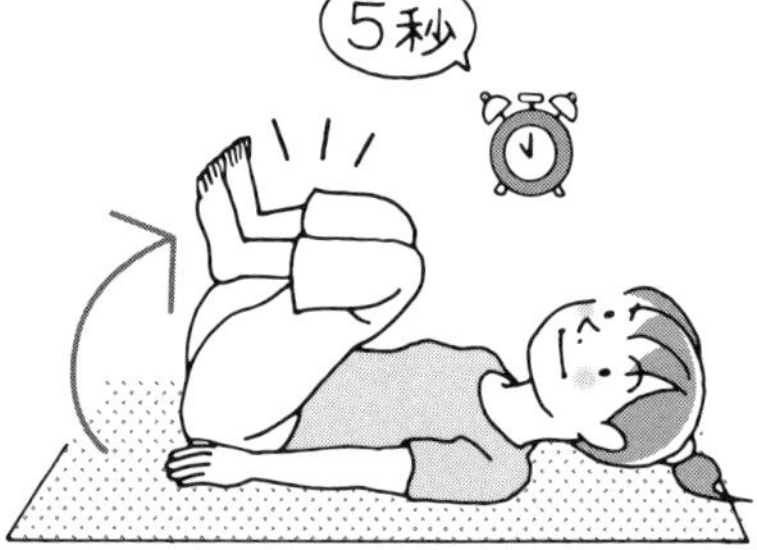

2

立てたひざの角度を維持しながら、下半身全体を持ち上げて、ひざ頭を胸にめいっぱい近づける。そのまま５秒間キープして、ゆっくり元の位置に戻す。これを５回繰り返す

※一日2セット行なう（めやす）

ゆるトレ&習慣ワザ

87

「カンタンゆる背筋」でゆる～く背筋を鍛えましょう

腹筋と背筋の両方をバランスよく鍛えることで、より美しい姿勢が保てるようになります。前ページの「カンタンゆる腹筋」とセットで行なうといいでしょう。

カンタンゆる背筋

1

両足を大きく開いて立ち、両手は肩幅より広く開いてテーブルにつける

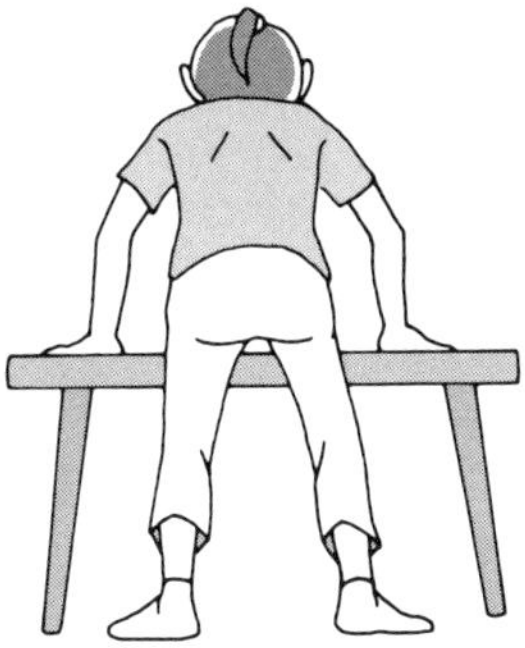

2

両手両足はテーブルと床につけたまま、体を右方向にずらして体重移動を行なう

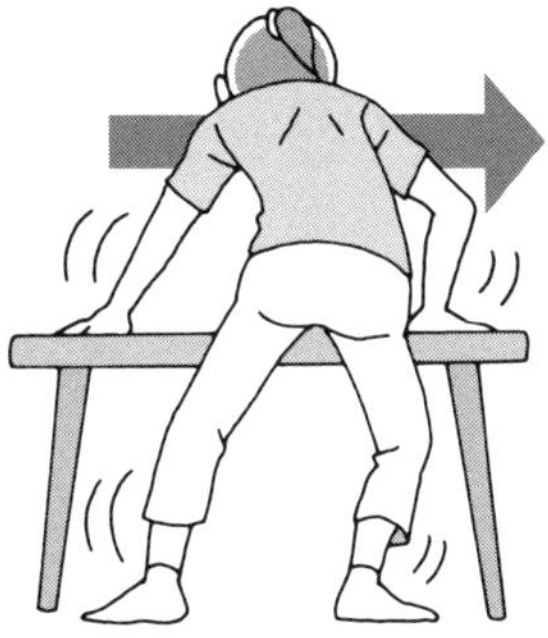

3

ゆっくり戻し、今度は左方向に体をずらす。これを左右交互に3回ずつ行なう

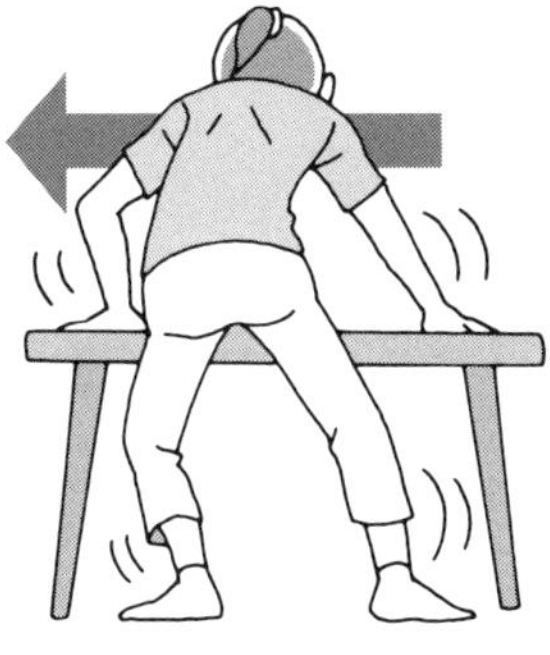

※一日2セット行なう（めやす）

ゆるトレ＆習慣ワザ

88 肝臓に効くとされる「ツボ」を押してみましょう

肩こりや頭痛、目の疲れなどがあるとき、ツボを押して気持ちよく回復した経験をおもちの方も多いでしょう。実は**肝機能を向上させるツボ**もあるので、お酒を飲みすぎたり食べすぎたりしてしまった翌日、あるいは精神的なストレスがたまっているときなどに、ぜひ試していただきたいと思います。

ツボは、正式には「経穴《けいけつ》」といって東洋医学の概念とされています。全身に数百カ所あるといわれ、指圧をしたり、鍼《はり》を打ったり、お灸《きゅう》を使って刺激したりすることで、さまざまな効用があると考えられています。肝臓に効くとされるツボはいくつかありますが、本書では「太衝《たいしょう》」「中封《ちゅうほう》」「蠡溝《れいこう》」「曲泉《きょくせん》」の4つを紹介します。

やり方は、まず左ページのイラストを見ながら、ツボがある場所を探してください。指で押して「痛《いた》気持ちいい」と感じるポイントを見つけたら、指の腹で10秒間くらいグッと押します。何回か押したら次のツボを探して、同じように押していきます。場所を覚えたら、自宅でリラックスしているときなどに、時々押すようにするといいでしょう。

肝臓に効くツボ

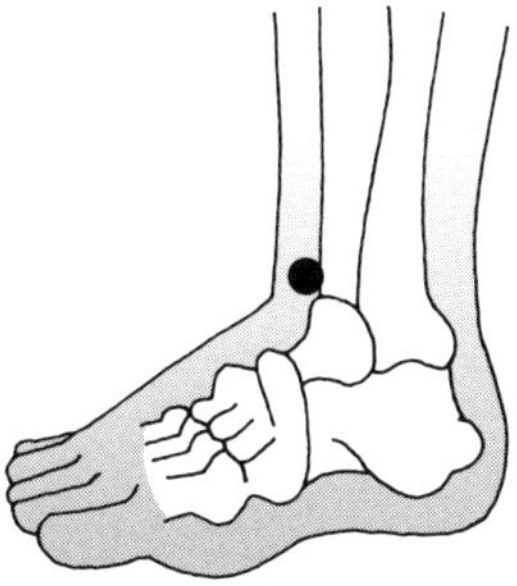

中封

内くるぶしの前寄りのくぼみにある。肝機能の改善以外に、お腹《なか》や足の「冷え」にも効果があるとされる

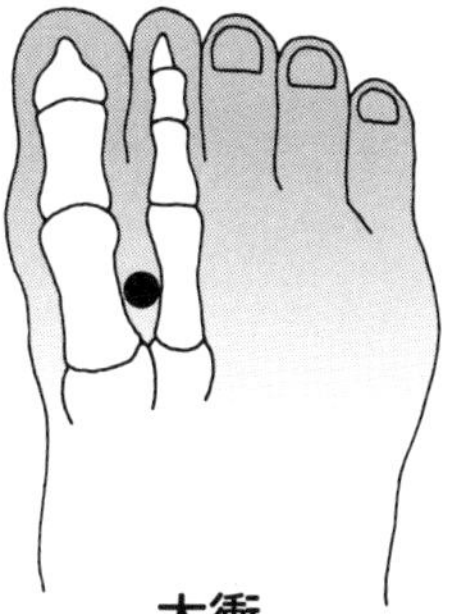

太衝

足の親指と人差し指の骨が交わる箇所から、少し足先寄りのくぼみ。肝機能を高める効果のほか、泌尿器疾患や消化不良にも効くとされる

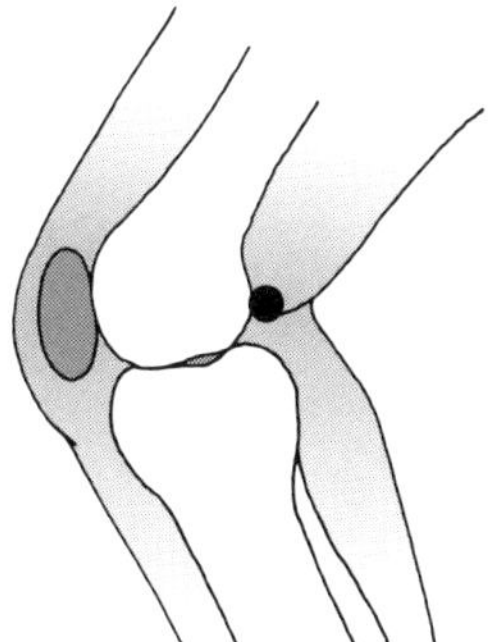

曲泉

ひざを曲げたときにできる線の内側の端にある。肝臓が疲れているときには、太衝と交互に刺激するとさらに効果が上がる

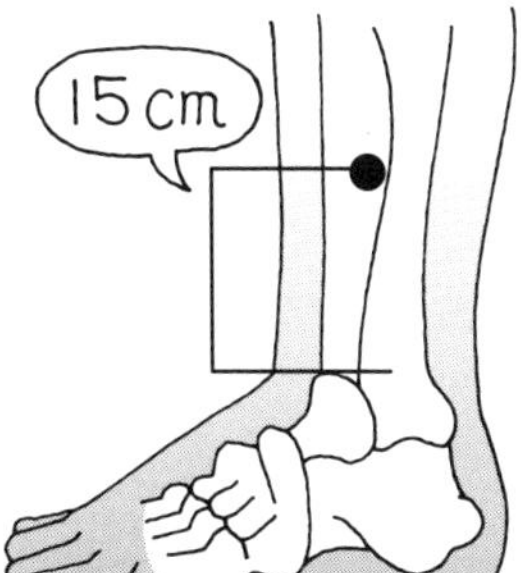

蠡溝

内くるぶしから５寸（15cm）くらい上にある。血行促進、老廃物の排出を促す効果もあるとされる

ゆるトレ＆習慣ワザ

89

腹式呼吸は肝機能をよみがえらせます

精神的なストレスは肝臓を疲労させ、肝機能の低下を招きます。イライラしたり、腹が立ったりしたときには、腹式呼吸で心を整え、肝臓を守ってあげることが大切です。

腹式呼吸リラックス法

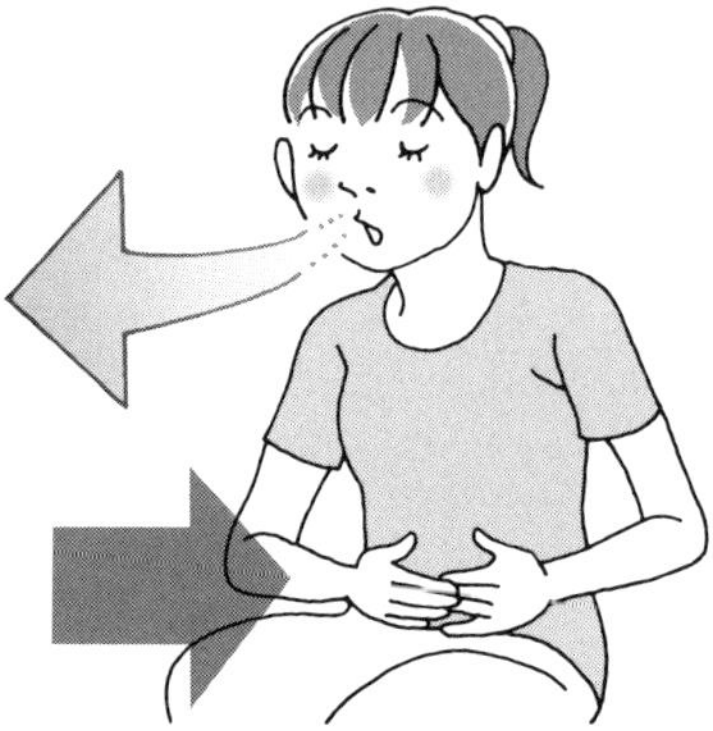

1

リラックスした姿勢で目をつぶり、両手を軽くお腹《なか》にそえ、お腹がへこむのを意識しながら、ゆっくりと口から息を吐く

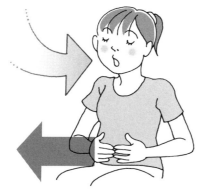

2

息を吐ききったあと、鼻から息をゆっくり大きく吸い込み、お腹をふくらませる。この呼吸法を5分以上繰り返す。心が落ち着いてくるのが感じられたらベスト

ゆるトレ＆習慣ワザ

90

風邪の予防も肝臓を守ることにつながります

食べすぎや飲みすぎ、運動不足などが肝臓の疲弊や脂肪の増加につながるのは、イメージとしてわかりやすいと思います。

しかしそれだけではなく、疲労がたまったり風邪《かぜ》を引いたりしたときにも、肝機能が一時的に低下してしまうことがあります。いい方を変えれば、「風邪の予防」を習慣にすることが、肝機能の維持に役立つということです。

次のポイントに注意して、日頃から風邪を引かないよう心がけましょう。

・避けられる人混みはなるべく避ける。
・特に人が多い場所ではなるべくマスクを着用する。
・帰宅したらしっかりとうがいをする。
・こまめに手を洗い、清潔を心がける。
・バランスのいい食生活を心がけ、しっかりと栄養を摂取する。
・たっぷりと質のいい睡眠を取る（130ページ参照）。

ゆるトレ＆習慣ワザ

91

「食事日記」をつけて食生活の問題点を把握しましょう

肝臓を守り、肝臓の状態を改善していくためには、毎日自分がどんなものを食べて暮らしているのかを、できるだけ正確に把握しておくべきでしょう。ところが実際には、昨日の夕食に何を食べたのかさえ、瞬時に思い出すのは意外と難しいものです。そこで、毎日何を食べているのかを記録する「食事日記」をつけることをお勧めします。

具体的には、朝食・昼食・夕食・間食に何を食べたのか、何を飲んだのかを、ノートや手帳に書いていきます。あるいは食事の記録をつけるスマホアプリもあるので、そういったものを活用してもいいでしょう。飲食しているものを毎日スマホのカメラで写しておいてもいいと思います。これをやっておけば、食べすぎた次の日は控えるとか、逆にあまり食べなかった日の翌日はおかずやおやつを増やせるとか、日々の調整がしやすくなります。

しばらく続けると、自分の食生活の傾向や問題点なども見えてくるでしょう。**改善点が見つかれば、それを少しずつ直していくことで、効率よく肝臓の健康が促進**できます。合わせて毎日体重を測っておけば、ダイエットへのモチベーションも高まることでしょう。

ゆるトレ&習慣ワザ

92

肝臓にダメージを与える「たばこ」はきっぱりやめましょう

肝臓のコンディションを整えるための大前提として、たばことは縁を切っていただきたいと強く願っています。

たばこを吸うと、体内で活性酸素が発生します。たばこの煙にも過酸化水素という活性酸素の一種が含まれています。さらにニコチンが副腎皮質を刺激し、アドレナリンの分泌を促すため、強いストレスを受けているときと同様に、活性酸素の発生も促されるのです。活性酸素は**肝臓に深刻なダメージを与え、肝臓の健康を損なってしまいます。**また、たばこを吸うことで善玉コレステロールが減少し、悪玉コレステロールが回収されにくくなります。その結果、超悪玉コレステロール（小型ＬＤＬコレステロール）まで増えていきます。

禁煙のコツとしては、「周りに禁煙を宣言する」「禁煙する理由を書き出す」「本数を減らすのではなく、きっぱりとやめる」「最初の一週間をとにかく乗り切る」といったことがあげられるでしょう。どうしても自分の意志でやめられない場合は、禁煙外来を受診し、医師の指導のもとで禁煙に取り組むという方法もあります。

ゆるトレ＆習慣ワザ

93

便秘を改善・解消して肝臓の負担を減らしましょう

便秘は肝臓への負担増につながっています。たんぱく質が腸の中でアミノ酸に分解される際、有害物質の「アンモニア」が発生します。通常、アンモニアの一部は便やおならと一緒に排出され、一部は肝臓に運ばれて「無毒化」されています。ところが**便秘になると、長い間アンモニアが排出されずに体にたまり、肝臓の負担がどんどん大きくなってしまう**のです。便秘の解消法をまとめておきますので、ご参考になさってください。

便秘の解消法

- 水分をしっかり摂る
- 食物繊維（水溶性も不溶性も）をたっぷり摂る
- 乳酸菌を摂る
- ウォーキング（110ページ）
- ヒールレイズ（118ページ）
- 腹筋運動（120ページ）
- ウエストをひねる運動
- 腹部のマッサージ
- ストレスをためない
- 規則正しい生活をする
- 3食きちんと食べる
- 便秘のツボを押さえる

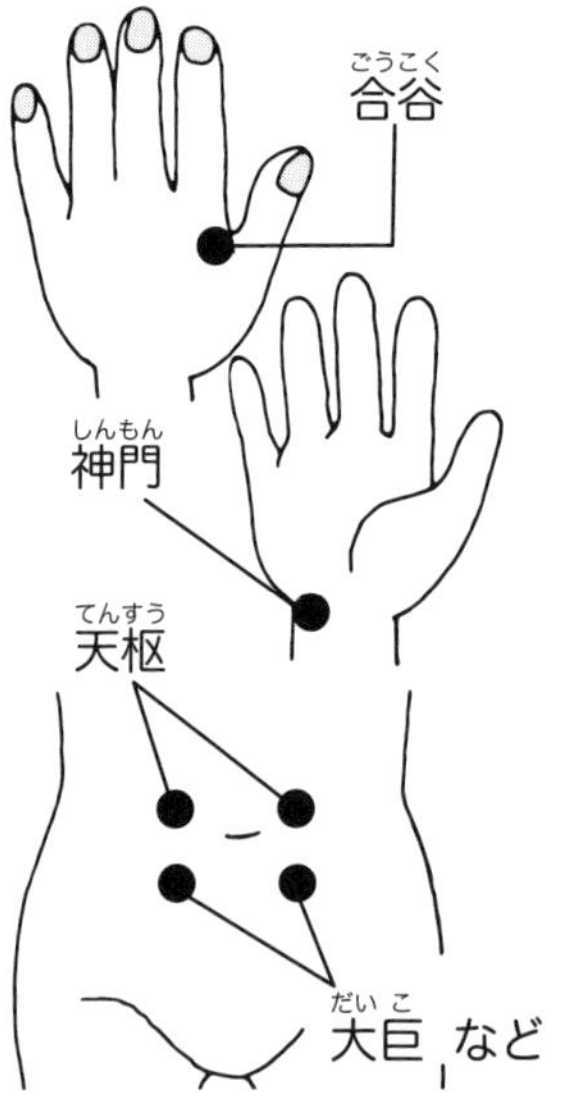

ゆるトレ&習慣ワザ

94

半身浴で気持ちよく肝臓をいたわってあげましょう

「半身浴」で血流を促進し、新陳代謝を高めることも、肝臓の状態の改善には効果があると考えられます。もちろん内臓全体の働きもよくなっていくでしょう。忙しくて何日か運動ができなかったときでも、半身浴を行なうことで、ある程度運動不足を補うことができます。そのほか、デトックス効果やむくみの解消などにも効果があるとされています。

一般的な半身浴の手順をまとめておきますので、ご参考になさってください。

半身浴の手順

- 入浴前にコップ1杯くらいの水を飲んでおく（お酒は飲まない）
- お湯の温度はややぬるめの38～40℃に設定する
- 浴室を十分に温めておく
- 胸から上を濡《ぬ》らさないようにする。腕も湯の中につけない。浴室が温まっていないときは、乾いたタオルを肩にかけておく
- 可能なら浴槽のふたを半分くらい閉めておく
- 20分くらいつかる
- 途中で喉が渇いたら水分を補給する

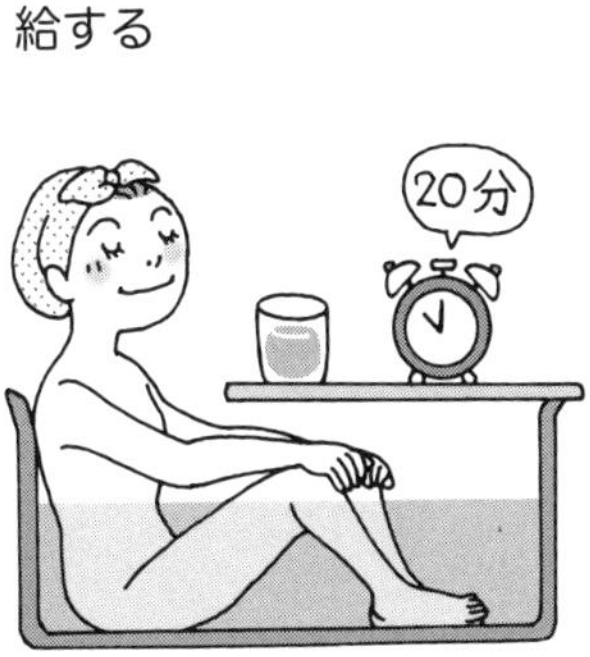

ゆるトレ＆習慣ワザ

95

ぐっすり眠れば肝臓も健康になります

寝不足になると太りやすくなり、太りやすいということは、**肝臓にも脂肪が増えていく**ということです。寝不足にならず、しかも質のいい睡眠を取ることは、肝臓の健康を守るためにもとても大切なことだといえます。

快適に眠るためのポイントをまとめておきますので、ご参考になさってください。

よい睡眠を取るポイント

- 22時から24時の間には眠るようにする
- 起床時間を一定にする
- 起きたら朝日を浴びる
- 寝る前の１～２時間は、テレビ・パソコン・スマホを見ない
- 熱いお風呂に入らない
- 寝る間際に食事をしたりお酒を飲んだりしない
- 寝る前にカフェイン入りの飲料を飲まない
- 時々布団を干し、シーツや枕カバーを清潔にしておく
- 眠りやすい枕を選ぶ
- 好みの香りをかぐ
- 小さな音で音楽を流す

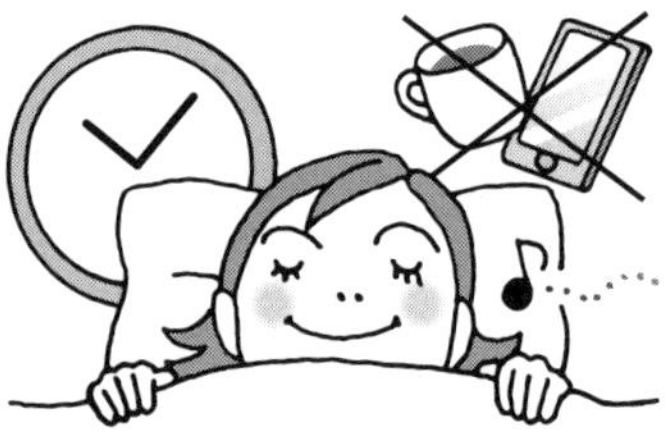

ゆるトレ&習慣ワザ

96

肝臓からのサインが出たら「プチ節制」で整えましょう

「沈黙の臓器」と呼ばれ、いつも黙々と働く頑張り屋さんの肝臓も、脂肪がたまるなどして状態が悪くなると、何らかのサイン(自覚症状)を出すようになります。たとえば、肝臓の大事な仕事の一つに「解毒作用」がありますが、肝機能が衰えているときには解毒が十分に行なわれず、有害物質・老廃物が体にたまりやすくなります。これにより代謝が衰えて脂肪がたまり、エネルギーも足りなくなって、「疲れやすい」「疲れが取れない」「体がだるい」「食欲が出ない」「足がむくむ」「お腹《なか》が張った感じがする」といった症状が出始めるのです。そんなときは、2~3日間の「プチ節制」を実行し、肝臓のコンディションを整えましょう。具体的には、「お酒を飲まない」「白米を減らす」「有酸素運動を増やす」「マッサージや指圧などを受けてみる」「ハイキングや温泉に行くなどしてストレスを発散する」といったことを、できる範囲でやってみるのです。

肝臓の脂肪は、少し不摂生をするとすぐにたまりますが、少し頑張ればどんどん減っていくものです。自分の体調を把握し、臨機応変に対策を講じることが大切です。

ゆるトレ&習慣ワザ

97

肝臓を守るためには「口腔ケア」が必要です

歯周病と脂肪肝、そして糖尿病との恐ろしい「負のスパイラル」をご存じでしょうか。

歯の健康と肝臓の健康は、実は切っても切れない密接な関係にあるのです。

歯周病で炎症が起きると、「炎症性サイトカイン」という物質が発生します。これが出血した歯茎の毛細血管から体内に運ばれ、インスリンの働きを阻害するようになります。その結果血糖値が上昇し、脂肪肝の悪化を招くのです。糖尿病のリスクも当然高まり、発病すると、細菌に対する抵抗力が低下します。また、歯茎の毛細血管を傷つけて、歯周病がさらにひどくなります。

つまり歯周病がある方は、脂肪肝と糖尿病をいくら予防しようとしても、おのずと対応に限界があるということです。そのため、何よりもまず「歯磨き（次ページ）」や「舌磨き（134ページ）」などを毎日しっかりと行なっていただきたいと思います。

また、最低でも2～3カ月に1回は歯科医院に行き、プロの手による歯のケアを行ないましょう。通常の歯磨きでは、歯周ポケットの奥まで十分に磨けないからです。

肝臓を守る歯の磨き方

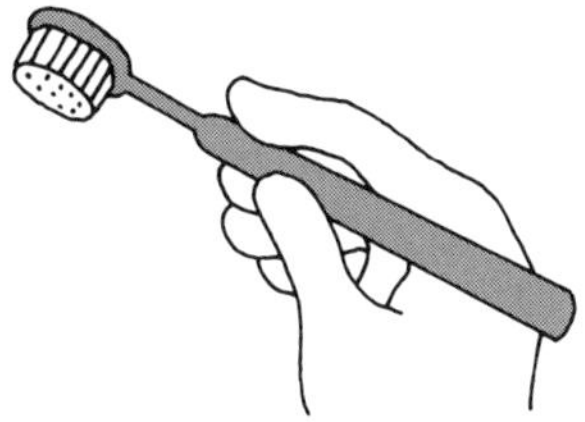

歯ブラシのもち方

ペングリップで軽くもつと、適度な力で磨くことができる

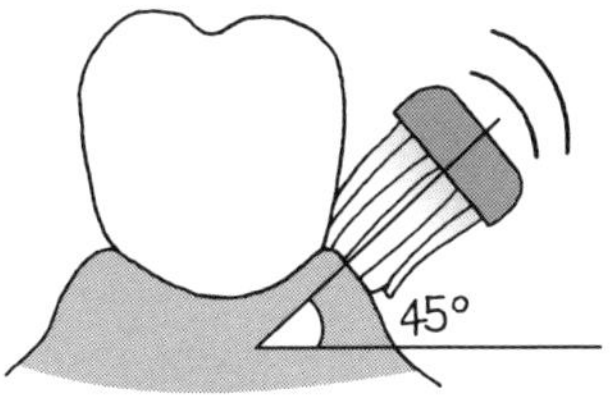

歯ブラシのあて方

歯と歯茎との境目に、毛先を斜め45度の角度であてる

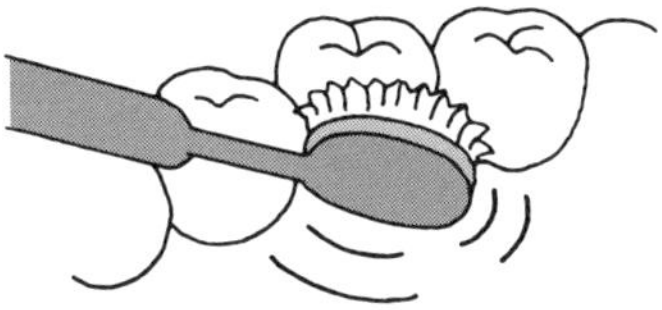

奥歯の内側

歯ブラシの先端をあてた状態で、細かく動かして磨く。ヘッドが小さめのブラシのほうが磨きやすい

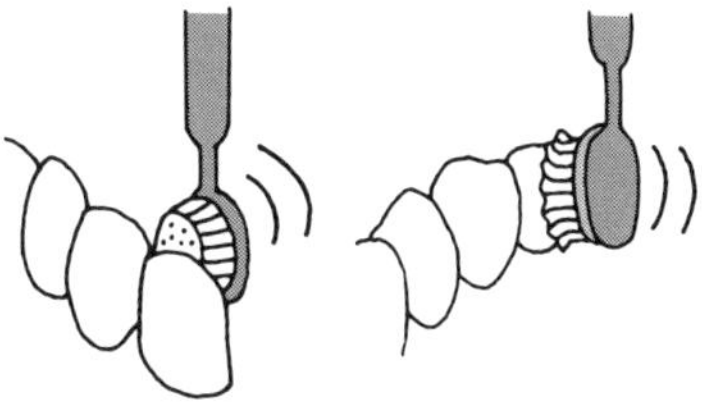

前歯の内側

歯ブラシを立てて、歯と歯の境目も意識して磨く

ゆるトレ&習慣ワザ

98

舌の表面をやさしく磨きましょう

口の中で最も細菌が繁殖しやすい場所は、歯でも歯茎でもなく、実は「舌の表面」です。舌の表面には細かい突起がびっしりと並んでいるため、微細なすき間に食べかすなどがたまり、それをエサにして細菌がどんどん増えていくのです。

細菌の繁殖を防ぐためには、歯磨きだけでなく、「舌磨き」も必ず行なっていただく必要があります。舌磨きは1日に1回、歯磨きと合わせて行ないましょう。

その際、必ず専用の「舌ブラシ」を用いて、舌の表面をやさしくなでるように磨きます。鏡を見ながら、舌を思い切り前に出し、奥から手前の方向にブラシを動かすのです。舌磨きは口臭の予防にもなるので、ぜひ取り入れていただきたいと思います。

舌磨きのやり方

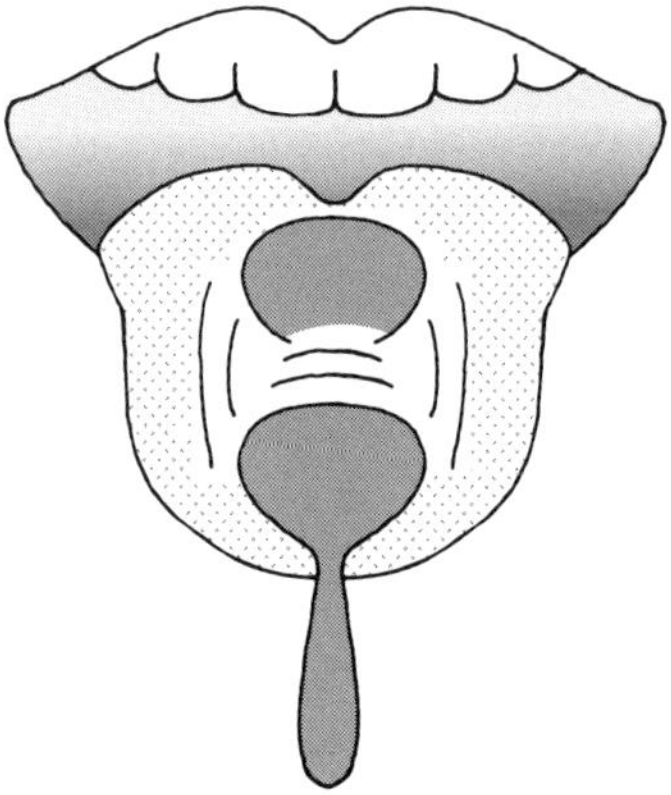

ゆるトレ＆習慣ワザ

99

「唾液腺マッサージ」をしましょう

口の中が乾くと細菌が増えてしまいます。毎晩寝る前に「唾液腺《だえきせん》マッサージ」を行なってドライマウスを改善し、口内環境を整える習慣を身につけましょう。

唾液腺マッサージのやり方

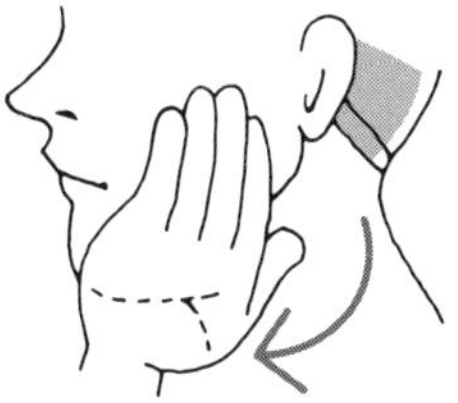

耳下腺《じかせん》マッサージ

両手の指先を、左右の耳たぶの少し前にあてて、前方向に円を描くように押す。これを10回繰り返す

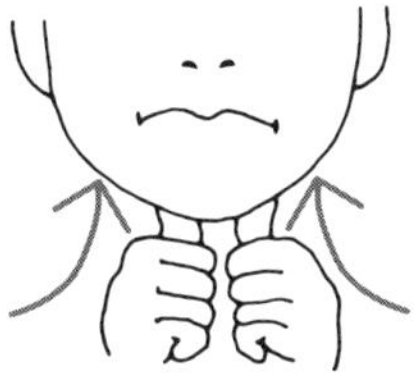

舌下腺《ぜっかせん》マッサージ

両手の親指を、顎《あご》の少し内側のくぼんだところにあてて、ゆっくりと10回押し上げる

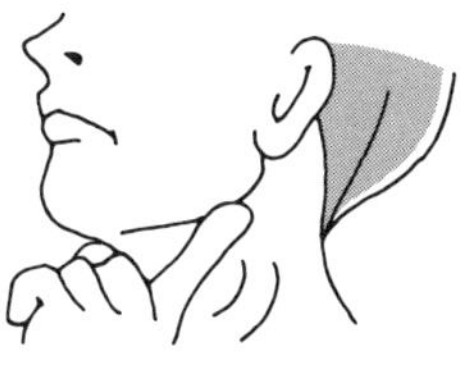

顎下腺《がっかせん》マッサージ

両手の人差し指を、左右のエラの下のくぼみに添わせて、上から下に少しずつずらしながら、5回ずつ押す

ゆるトレ＆習慣ワザ

100

舌回し運動で唾液の量を増やしましょう

舌をよく回して筋肉を動かすことで、唾液腺《だえきせん》が刺激され、唾液の量が増して口内環境が改善します。細菌の繁殖が抑えられるとともに、小顔効果も期待できます。

舌回し運動のやり方

1 舌を思い切り出して引っ込める動作を３回、繰り返す

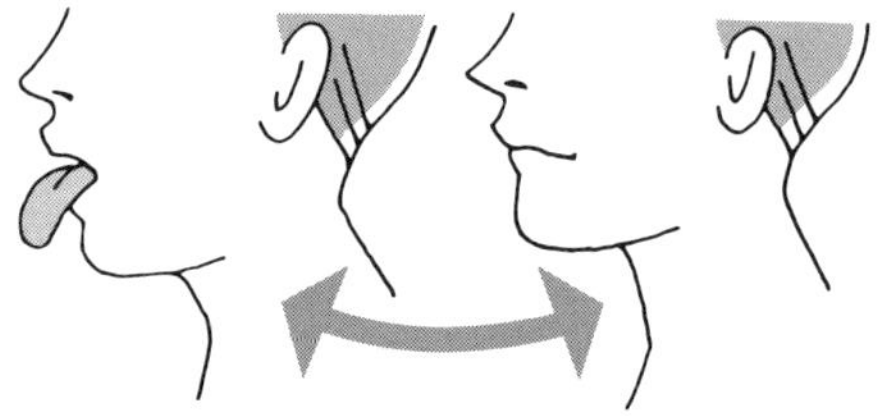

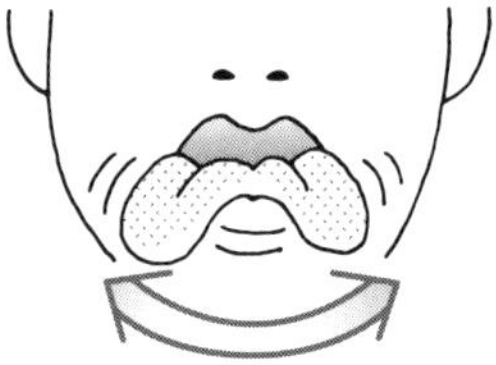

2 出した舌を左右に動かす動作を３回繰り返す

3

唇を閉じた状態で、舌を唇と歯との間に差し込み、歯の外側と唇の裏側の粘膜とを一度になめるように回転させる。右回転と左回転を５回ずつ。慣れたら回数を増やす

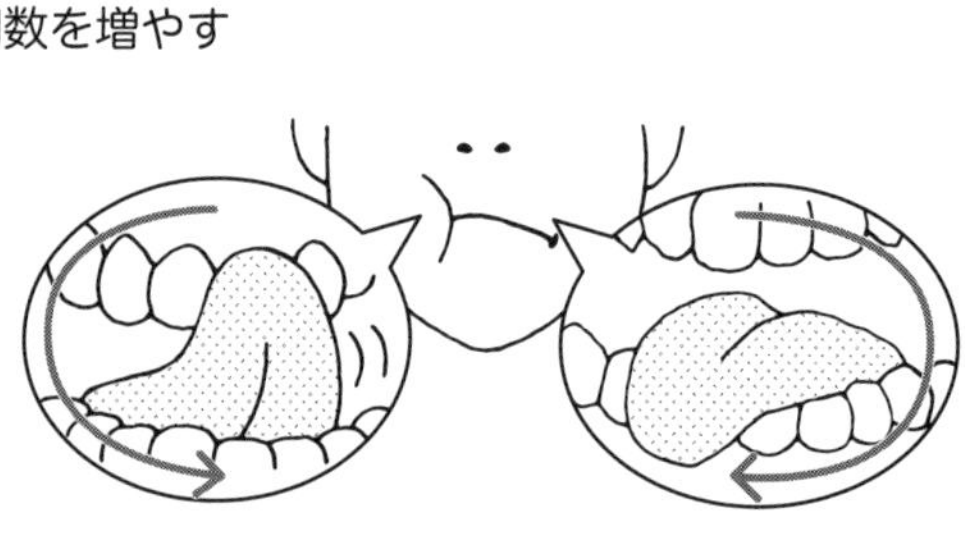

終　章

いつまでも
肝臓の健康を
守るために

血液検査で肝臓の状態を把握しましょう

健康診断を受けて、血液検査の結果を見る機会もあると思います。多くの場合、検査項目それぞれの「測定値」と「基準値」が記されていると思います。

通常の血液検査の結果を見れば、ご自身の肝臓の状態がある程度わかります。お手もとに直近の検査報告書があれば、ご覧になりながら読んでいただきたいと思います。

肝臓に関する指標は、「ALT（GPT）」「AST（GOT）」「γ《ガンマ》-GTP」の3つです。ALTとASTは「肝細胞の破壊の有無を推定する」ための数値で、γ-GTPは「アルコール性肝障害の診断のめやすとなる数値」であるといえます。

それぞれの基準値と、私が考える「理想値」をご確認ください。特に着目していただきたいのはALTの数値です。

通常の検査の基準値では「30U／L」を超えたら危険と判断されますが、これまで多くの患者さんを診《み》てきた経験からいうと、ALTが「16U／L」を超えると、すでに脂肪肝が始まっている可能性が高いといえます。

ALT（GPT）
●基準値
10〜30U/L
●理想値
5〜16U/L

AST（GOT）
●基準値
10〜30U/L
●理想値
5〜16U/L

γ-GTP
●基準値
＊理想値も同じ
女性0〜30U/L
男性0〜50U/L

3つの項目の関連性は次のようになっています。
・ALTの数値だけが20U／Lを超えている⇩脂肪肝と判断される。
・ALTは20U／L以下で、ALTよりもASTの数値が高い
⇩アルコール性脂肪肝の疑いあり。
・ALT・ASTともに20U／L以上⇩アルコール性脂肪肝の疑いあり。
・ALT・ASTは20U／L以下で、γ-GTPのみ50U／L以上
⇩お酒の飲みすぎが疑われるが、糖質を摂りすぎている可能性のほうがより高い。
・ALT・ASTは20U／L以下で、γ-GTPも50U／L以下⇩肝臓は健康。
次ページで説明しますが、**脂肪肝→肝硬変→肝がんへと進展することのないよう**、ご自身の肝臓の数値を把握しておきましょう。

自覚症状の出にくい肝臓を守りましょう

お酒をまったく飲まない、あるいは一日のアルコール摂取量が20g以下の、お酒を少量しか飲まない人でも、「脂肪肝」を引き起こす場合があります。肝細胞に脂肪がたまることで引き起こされる肝疾患を「NAFLD（ナッフルド）＝非アルコール性脂肪性肝疾患」と呼んでいます。肝臓病の中では軽い部類に入り、自覚症状はほとんどありません。

NAFLDの患者さんのうち、1～2割もしくは2～3割程度の方が、「NASH（ナッシュ）＝非アルコール性脂肪性肝炎」になるといわれています。肝細胞が壊死《えし》したり、炎症を起こしたり、繊維化したりするなど、肝炎が起きている状態です。しかし、ここまできても、自覚症状はまだほとんどありません。

NASHを5～10年くらい放置すると、5～10％の患者さんは「肝硬変」となり、さらに「肝がん」に進行してしまうことがあります。まだNAFLDの段階なら、少し頑張る程度で回復する可能性が高いのです。

「お酒を飲んでいないから、少しくらい食べすぎても大丈夫…」などと油断は禁物です。

自覚症状が出にくい肝臓だけに、「まだ体に異変が感じられない状態」であっても、肝臓の状態を気にするようにしてください。

何より**「肝臓に脂肪がたまりにくい生活パターンをつくる」**ことが重要です。これが毎日の習慣になれば、ＮＡＦＬＤになる可能性はほとんどなくなると思います。そうなるとＮＡＳＨに進行することもまずなくなるでしょう。

この生活パターンをつくるヒントが、本書で紹介した「１００のスゴ技」です。できることから取り組み、少しずつできることを増やしていき、**肝臓に脂肪をためない体づくり**をしていきましょう。

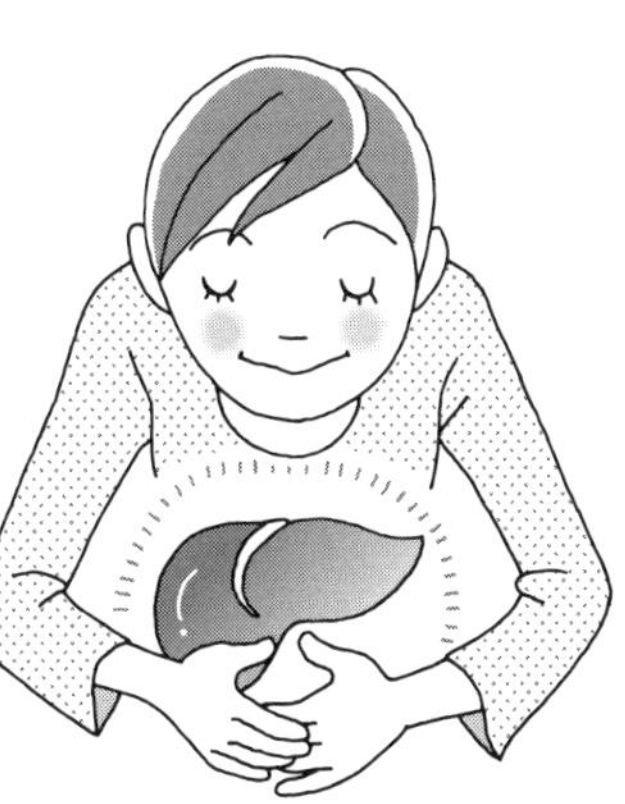

おわりに

最後までお読みいただき、ありがとうございました。「スゴ技」を実行しさえすれば、脂肪肝のみならず、肥満も解消することがおわかりいただけたかと思います。

脂肪がたまるというと、油ものを連想しがちですが、実はご飯や麺、パン、果物《くだもの》、おせんべい（米菓子）、ジュースなど、糖質の摂りすぎが主な原因です。糖質は、ブドウ糖に分解されて小腸から吸収されたあと、肝臓で速やかに中性脂肪に変化してしまうのです。

逆に、お酒で脂肪肝になることは案外少ないのです。お酒そのものよりも、ポテトサラダなど糖質の多いおつまみが危ないのです。

本書で紹介したものは**ちょっとした食べ方、飲み方の工夫**です。**運動もゆるいものばかり**です。中でも、豊富な食物繊維が含まれている高カカオチョコレート、食事前に1かけ（5g）食べておくだけで小腸での糖質の吸収が遅くなり、肝臓に脂肪がつきにくくなることには驚かれたと思います。また、一見関係ないように思われる「口腔ケア」が肝臓を守ることにつながることも。口の中がきれいでないと肝臓の脂肪は取れないのです。口腔ケアと病気との関係は、最近とても注目されています。

本書が、万病のもとになる脂肪肝から解放される一助になれば嬉《うれ》しい限りです。

栗原　毅

参考文献

『検査値の読み方ポケット事典［第5版］』（栗原毅監修／成美堂出版）
『肝機能を自力でみるみる改善するコツ』（栗原毅著／河出書房新社）
『脂肪肝をぐんぐん解消する！２００％の基本ワザ』（栗原毅監修／日東書院本社）
『好きなものを食べてヘモグロビンA１cを下げるスゴ技１００』（栗原毅著／ＰＨＰ研究所）
『眠れなくなるほど面白い 図解 内臓脂肪の話』（栗原毅監修／日本文芸社）
『眠れなくなるほど面白い 図解 肝臓の話』（栗原毅監修／日本文芸社）
『脂肪肝の人のための食品成分ＢＯＯＫ』（栗原毅監修／日本文芸社）
『図解ですぐわかる 自力でみるみる改善！ 脂肪肝』（栗原毅著／河出書房新社）
『痩せるお酒の飲み方』（栗原毅・栗原丈徳共著／日本文芸社）
『１週間で自然に体が痩せるすごい習慣』（栗原毅監修／大洋図書）
『内臓脂肪を落とす！ メタボ解消レシピ』（栗原毅監修／扶桑社）
『１週間で内臓脂肪が自然に落ちる本』（栗原毅監修／宝島社）
『内臓脂肪を落とす最強メソッド』（池谷敏郎著／東洋経済新報社）
『肝臓を食べ物、食べ方、生活法で強くする本』（野村喜重郎監修／主婦の友社）

【著者紹介】
栗原 毅（くりはら・たけし）

栗原クリニック東京・日本橋院長。医学博士。日本肝臓学会専門医。前慶應義塾大学特任教授、前東京女子医科大学教授。医療過疎地とテレビ電話を利用した遠隔医療を行なうなど、予防医学の実践者として活躍している。「血液サラサラ」の名付け親でもある。著書に、『誰でもスグできる！ みるみるコレステロールと中性脂肪を下げる 200％の基本ワザ』（日東書院本社）、『女性の「脂肪肝」がみるみる改善する方法』『薬に頼らず自分で改善！ 女性の高血圧・高血糖・糖尿病』『好きなものを食べてヘモグロビンA1cを下げるスゴ技100』『弱った体がよみがえる！「亜鉛」健康法』（いずれもPHP研究所）など多数。

【協力】
栗原丈徳（くりはら・たけのり）

栗原ヘルスケア研究所所長・歯科医師。「予防歯科」「食と健康」をテーマに活動をしている。とくに「口の健康と全身疾患との関連性」に注目する。大学や介護施設などで講演も行なっている。日本抗加齢医学会、日本咀嚼学会、日本摂食嚥下リハビリテーション学会会員。著書に、『内臓脂肪がみるみる落ちるすごい歯磨き習慣』（共著・飛鳥新社）などがある。

肝臓専門医が教える！
好きなものを食べて・飲んで 肝臓から「脂肪を落とす」スゴ技100

2024年4月8日　第1版第1刷発行
2025年2月6日　第1版第4刷発行

著　者　栗原　毅
発行者　村上雅基
発行所　株式会社PHP研究所
　　　　京都本部　〒601-8411　京都市南区西九条北ノ内町11
　　　　〔内容のお問い合わせは〕暮らしデザイン出版部 ☎075-681-8732
　　　　〔購入のお問い合わせは〕普及グループ ☎075-681-8818
印刷所　株式会社光邦
製本所　東京美術紙工協業組合

ISBN978-4-569-85675-9